广东省"科协基层科普行动计划支持项目"

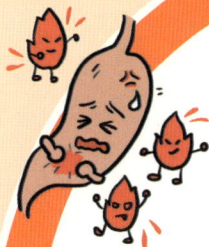

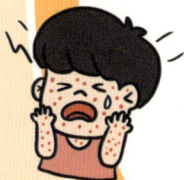

图说温病学

主 编 **李赛美 林勇凯** 主 审 **吴智兵**

副主编 **陈国材 曾宇宁**

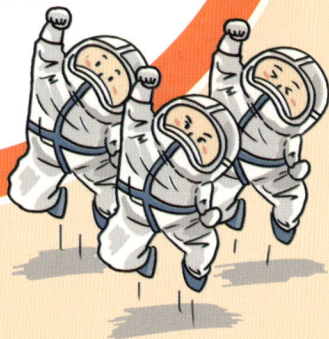

编 委（以姓氏笔画为序）

王保华　方志辉　宁怡乐　朱若辰　华 莎　刘璐瑶　李天实
杨子宇　张思文　陈 旭　陈 欣　陈一鸣　陈昭橦　林志东
欧阳学认　莫乔兰　郭 海　覃献锋　詹雅薇

绘画人员 **刁佳宁**

学术秘书 **曾宇宁（兼）**

人民卫生出版社
·北京·

序

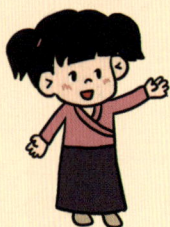

距 2014 年《图说伤寒论》、2017 年《图说金匮要略》出版发行，年历又向后翻过了近 10 个年头。而今为《图说温病学》作序，感慨不已！

《图说伤寒论》出版后获得了读者的广泛好评，并在人民卫生出版社网络平台推广，也多次被其他微信平台转发推送。相关《伤寒论》方证动漫图获全国高等中医药教育数字教材建设指导委员会及人民卫生出版社颁发的"最佳创意奖"，入选"十三五"国家规划教材《伤寒论讲义》数字版图书。

时过境迁，编写团队的年轻成员们又长大了 10 岁，他们思维活跃，对中医又多了一些理解和成熟。重要领头人林勇凯以特别推免生身份于 2015 年正式加入李氏团队，成为我的一名硕士研究生，2018 年顺利通过论文答辩，并以优异成绩继续攻读博士学位，同时获广州中医药大学第一临床医学院优秀硕士论文奖！尽管学业任务重，学位课程结束后又开始了临床轮科培训，但编写工作没停止，我们随后开始策划了《图说温病学》，特别邀请广州中医药大学温病教研室吴智兵主任担任主审。吴教授在百忙之中为本书方证内容的精选进行了细致入微的指导，在此谨代表团队向吴教授致以崇高的敬意和感谢！

本书以人民卫生出版社出版的"十三五"规划教材《温病学》（第 3 版）为蓝本，选择具有代表性，涉及温热、湿热、温毒、温疫四大类比较常见，重要的疾病和方证，结合《温热论》《湿

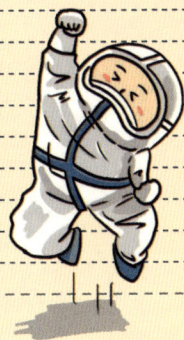

热病篇》《温病条辨》《温疫论》等相关原文中的主证和部分病因病机，突出卫气营血辨证、三焦辨证，部分疾病还参考现代医学描述，将各个疾病用通俗易懂、趣味横生、图文结合的形式(少数有轻微的故事性)，进行描述和漫画图像创作。主体风格、部分人物形象和创作后的图片效果与《图说伤寒论》《图说金匮要略》基本保持一致。

  本书突破了中医"只可意会，不可言传"之桎梏，与时代同步，融入新的科学与技术元素，使阅读理解更丰富，更具趣味性和可读性，对于推广中医四大经典、推广温病学经典名著《温热论》《湿热病篇》《温病条辨》《温疫论》和温病学家学术思想，必将产生积极影响。

  本人作为国家重点学科中医临床基础学科带头人，担任了首轮全国高等中医药院校研究生规划教材《伤寒论理论与实践》，"十二五""十三五"全国高等中医药教育本科规划教材《伤寒论讲义》，"十二五"中医、中西医结合住院医师规范化培训教材《中医临床经典概要》，以及案例版《伤寒论》主编，也是创新教材《中医临床基础》副主编。不同层次、不同方式对临床经典著作进行解读，让人十分感慨，《伤寒论》《金匮要略》《温热论》《湿热病篇》《温病条辨》《温疫论》都是伴随临床医师一生的好书！然而如何让中医瑰宝、中医经典更具可读性、趣味性，走下神坛，走向大众，走向娃娃们，甚至走向海外，成为中医启蒙读物，值得探索和思考，也是当今中医教育工作者的一份职责与使命。我们努力之日,也是中医学术推广之时!愿是书开卷有益!

首届国医大师邓铁涛早在 2009 年 12 月就提出中医药科学发展观:"四大经典是根,各家学说是末,临床实践是生命线,仁心仁术乃医之灵魂,发掘宝库与新技术革命相结合是自主创新的大方向。"邓老箴言是对当今中医学术传承创新的最有力诠释。

2019 年 1 月 10 日早上 6 时 6 分,我们敬爱的国医大师邓铁涛仙逝,享年 104 岁。他是一面中医大旗,一个世纪的中医标杆!噩耗传来,泪眼模糊,内心万分哀伤和不舍!世纪老人仙逝,精神丰碑永存。是书付梓出版,也是对恩师邓老最好的缅怀和纪念!

愿恩师好好安息!

谨祝《图说温病学》顺利出版发行!

广州中医药大学　李赛美

2023 年 12 月 3 日于广州三元里

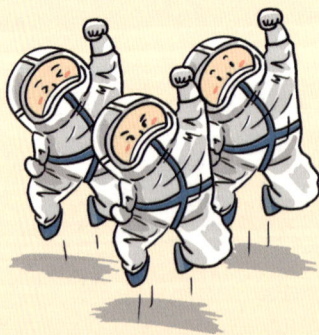

前言

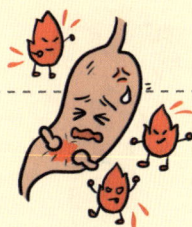

　　《图说温病学》作为《图说伤寒论》《图说金匮要略》的又一延续著作，以人民卫生出版社出版的"十三五"规划教材《温病学》(第3版)为蓝本，挑选出具有代表性的疾病、特征性的方证与典型性的条文，结合条文中的主要临床表现和病因病机，并且借鉴现代医学精准的阐述，从专业的视角将各个病证以绘画的形式进行形象生动的描绘，使得原本深奥的经典变得通俗易懂，将原本拗口的条文深入浅出地展现在读者眼前，便于初学者认识理解并掌握。

　　本书以"温病"的概念、范围、病机为总纲，以"卫气营血辨证""三焦辨证"为辨证论治的指导思想，始终贯穿于温热类、湿热类、温毒类与温疫类四大类温病当中，将各类温病病证及证候特点从卫分、气分、营分及血分四个角度进行深入的剖析，浅出的描述，生动的描绘，通过幽默诙谐的漫画形象，将古典的条文升华，使得读者在阅读本书的过程中不仅能掌握温病学的知识，也享受到阅读的乐趣。

编委会

2023年12月

| 目录 |

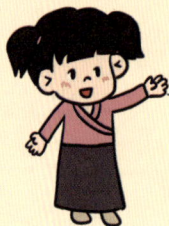

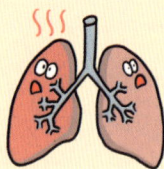

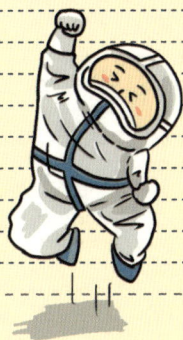

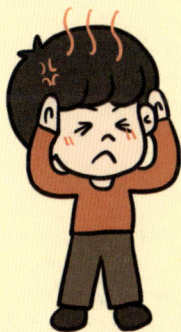

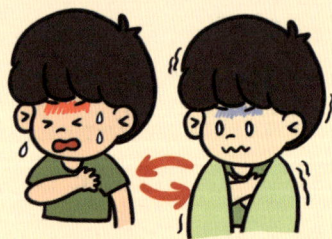

图说

温病学 ● 目录

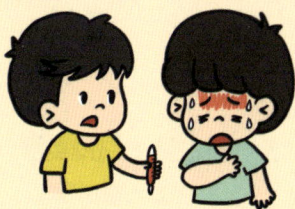

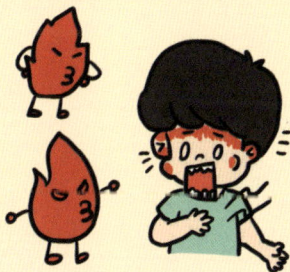

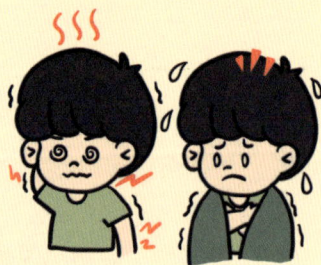

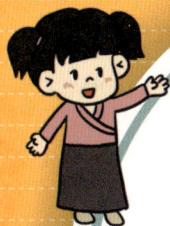

第一章

什么是
温病学?

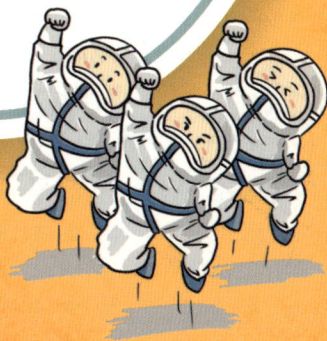

第一节　温病学和温病的概念

温病学是研究温病发生发展规律及其诊治和预防方法的一门学科。温病学研究的对象是温病。温病是由温邪引起的以发热为主症,具有热象偏重、易化燥伤阴等特点的一类急性外感热病。特点:①起病急骤、传遍较快;②发热为主症;③易出现险恶证候;④病程中易耗伤津液。具有传染性、流行性、季节性、地域性。

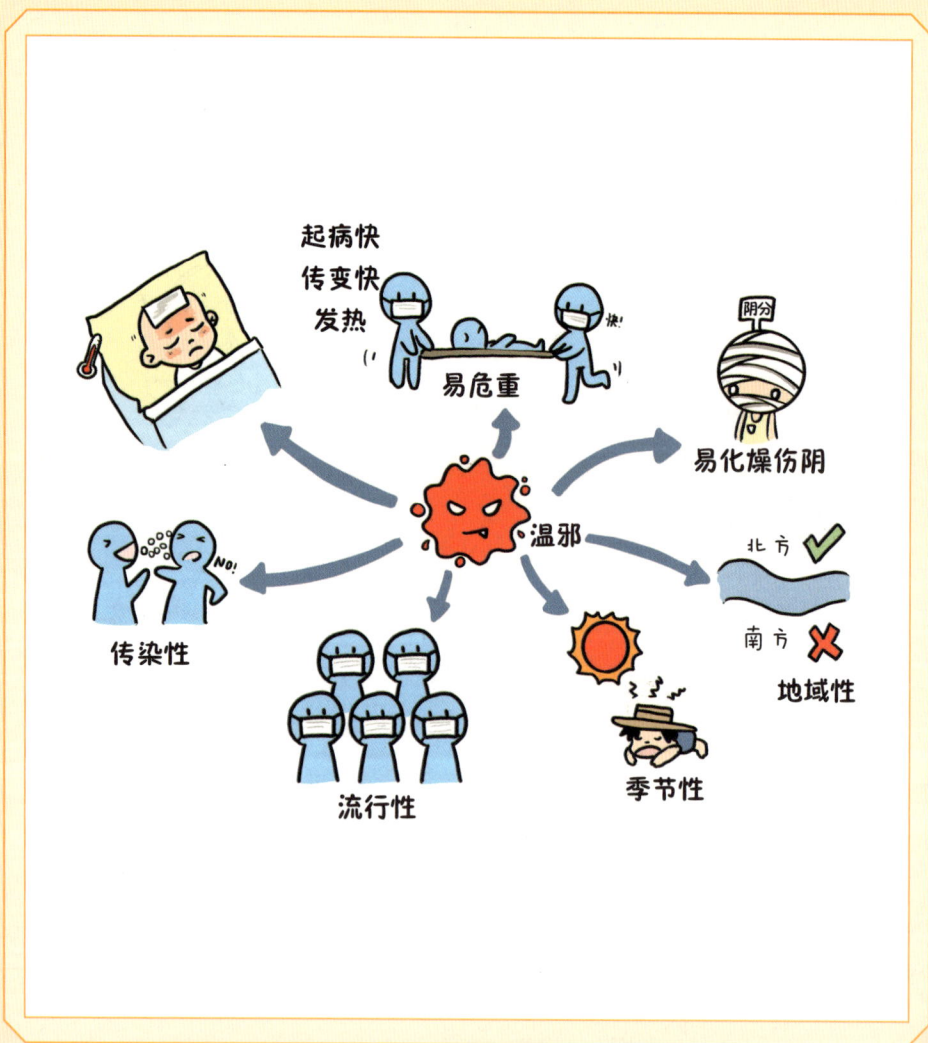

一、温病的范围

温病者,有风温,有温热,有温疫,有温毒,有暑温,有湿温,有秋燥,有冬温,有温疟。

温病的范围

风温

温热

温毒

口干鼻干
干咳少痰
皮肤干燥

秋燥

温病的范围

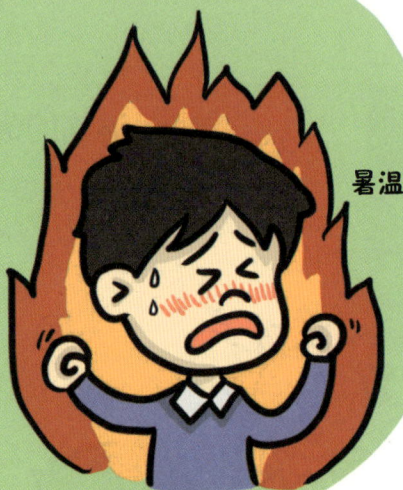

暑温

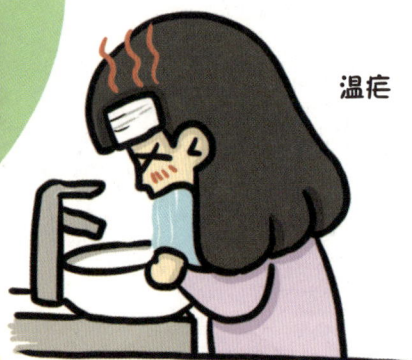

温疟

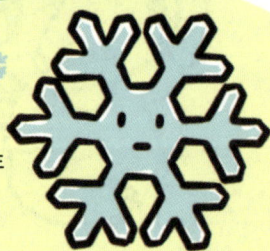

风温发生
于冬季

冬温

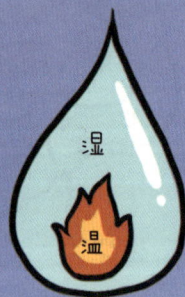

湿温

湿
温

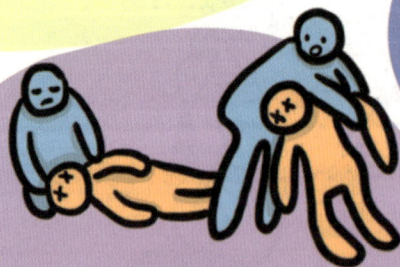

温疫

二、温病的发病部位及受邪途径

凡病温者,始于上焦,在手太阴。

温病的发病部位和受邪途径
(始于上焦,在手太阴)

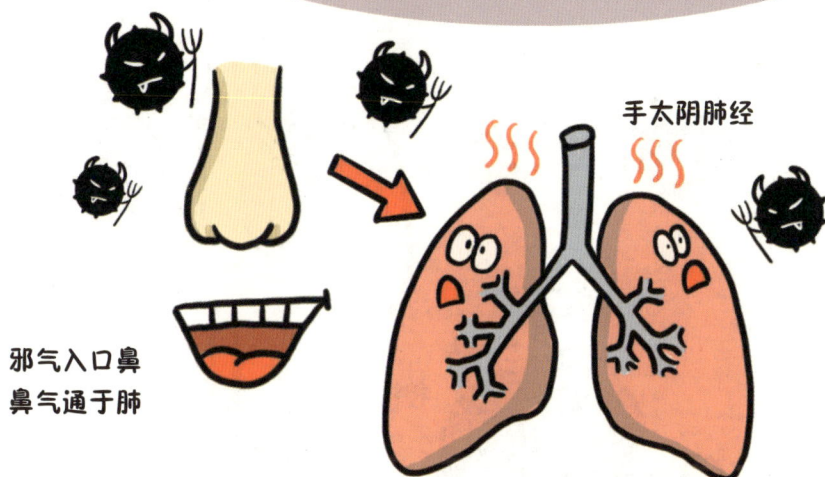

手太阴肺经

邪气入口鼻
鼻气通于肺

肺属上焦,其合皮毛
因而温病发病多始于肺卫

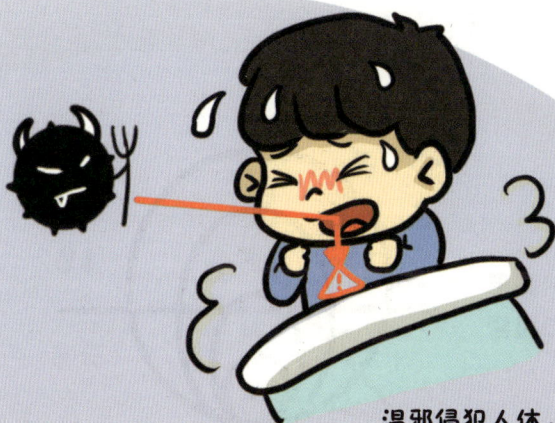

温邪侵犯人体:从口鼻入

三、温病的病机

温邪上受,首先犯肺,逆传心包。肺主气属卫,心主血属营,辨营卫气血虽与伤寒同,若论治法则与伤寒大异也。

病机

神昏

逆传心包

肺
卫
营
气
血
心

体表
脏腑

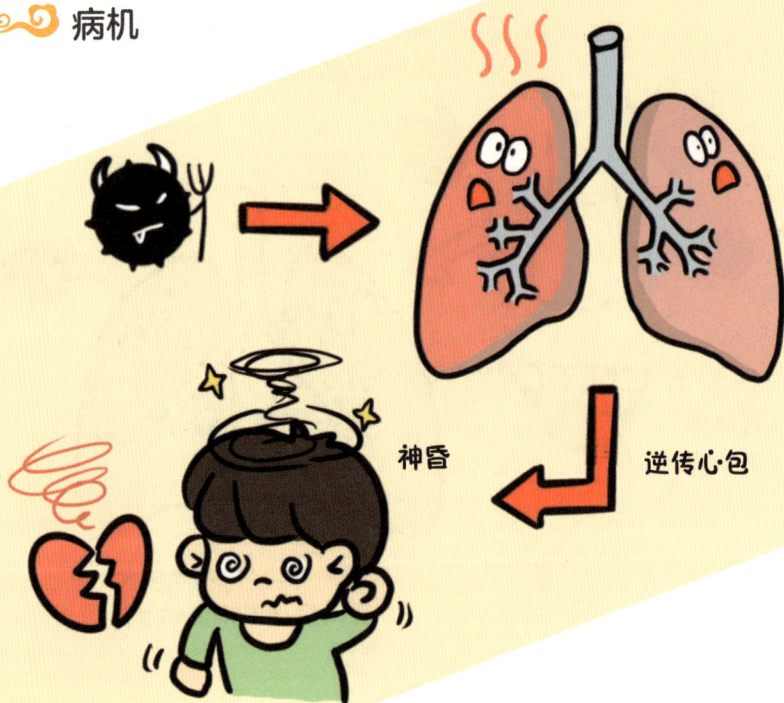

肺主气属卫
心主血属营

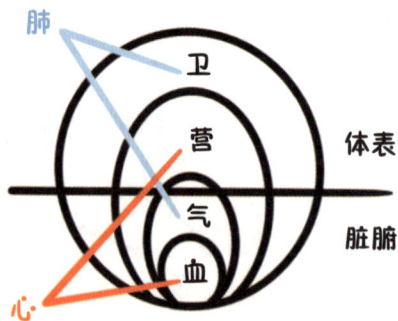

第二节　温病的发展源流

在战国至晋唐时期,温病学并无专门的著作,有关温病内容的记载散见于中医历代文献之中。到了宋金元时期,温病与伤寒的区别得到了明确,在理法方药方面有了较大的突破,逐步从伤寒论体系中分化出来,为后世温病学的形成奠定了基础。

成立的时代背景

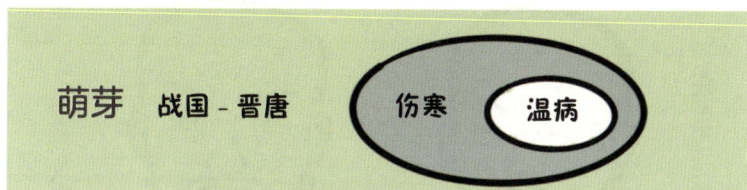

萌芽　战国 - 晋唐　　伤寒　温病

成长　　宋金元:金元四大家
　　　　　刘完素:清热通利
　　　　　张从正:攻下派,汗、吐、下
　　　　　李东垣:补土派,升脾阳
　　　　　朱震亨:滋阴派

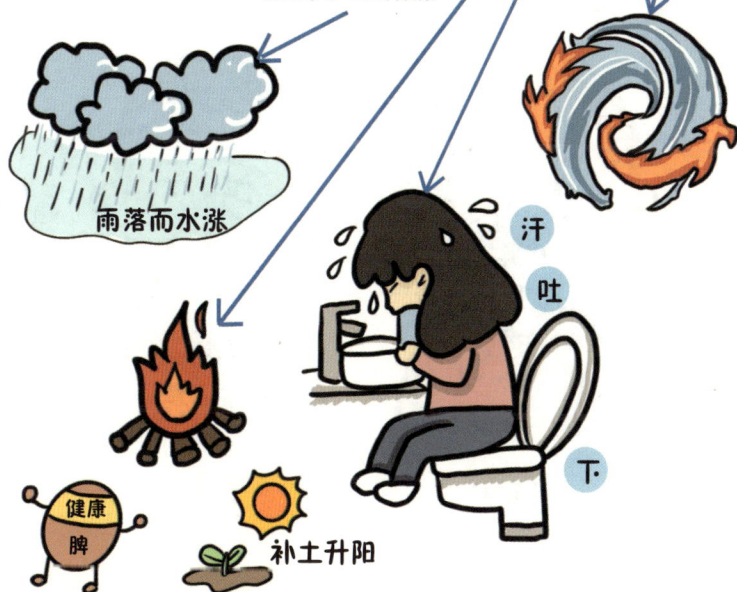

雨落而水涨

汗
吐
下

健康脾

补土升阳

到了明清时期,对温病的认识更加深入,理论日趋完善,明清温病四大家叶天士、薛生白、吴鞠通、王孟英以及无数医家的实践、总结,使得温病学逐渐形成一门独立的学科。

明清时期,温病四大家

王孟英

薛生白

《温热经纬》

《湿热条辨》

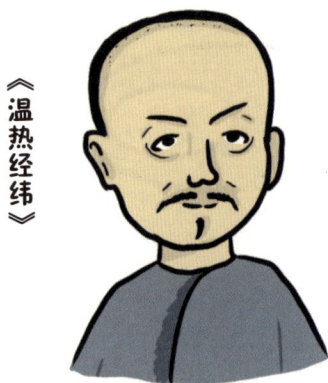

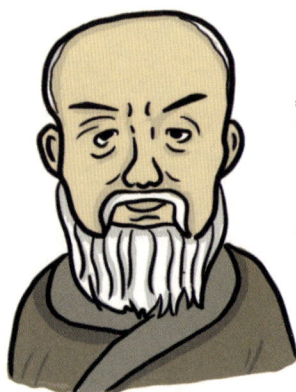

《温热论》

《温病条辨》

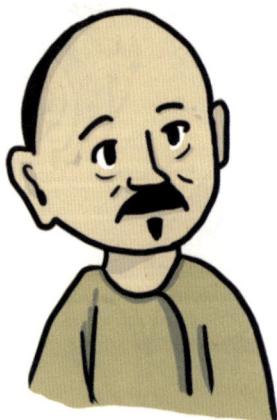

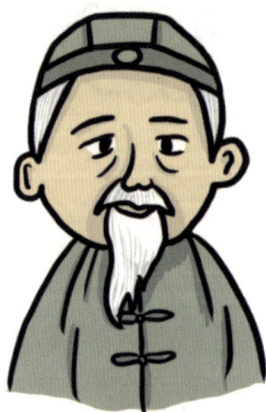

叶天士

吴鞠通

图说

温病学 ● 第一章 什么是温病学?

形成　明清

(1) 吴又可《温疫论》

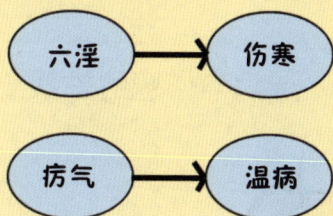

$$六淫 \longrightarrow 伤寒$$

$$疠气 \longrightarrow 温病$$

(2) 叶天士《温热论》

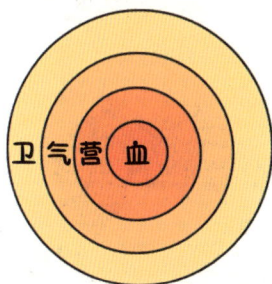

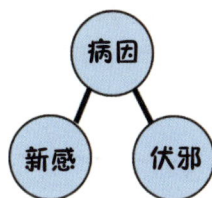

卫 气 营 血

病因
├ 新感
└ 伏邪

(3) 吴鞠通《温病条辨》

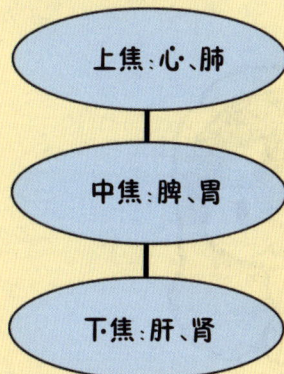

上焦：心、肺

中焦：脾、胃

下焦：肝、肾

(4) 薛生白《湿热病篇》

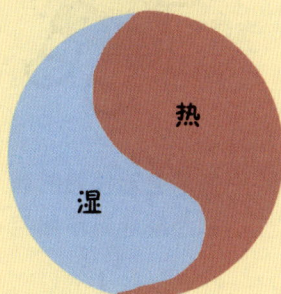

热
湿

第三节　温病与伤寒的关系

由温邪引起的温病与外感寒邪导致的狭义伤寒是性质不同的两类外感热病。温病中所指伤寒均为狭义。温病指多种外感热病的总称，义广。伤寒专指感受寒邪引起的一类外感病，义狭。

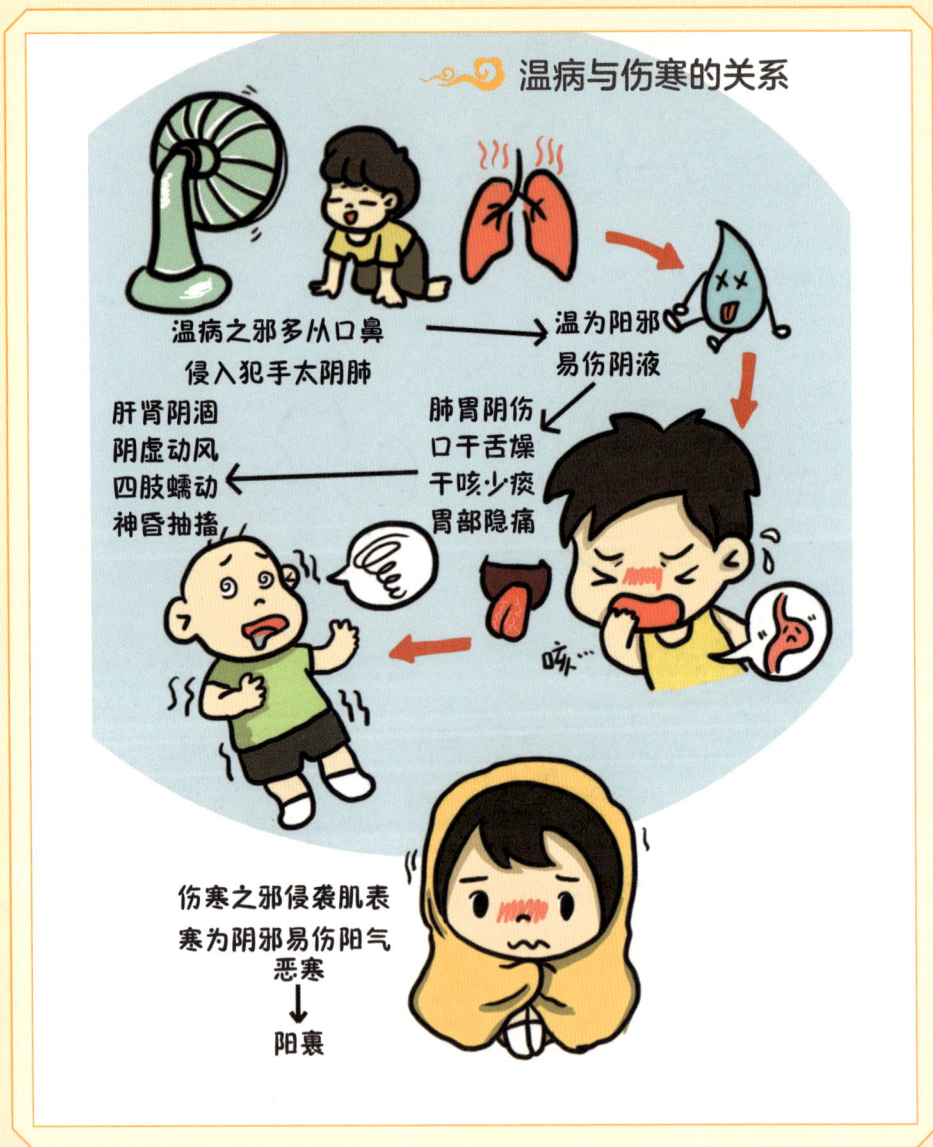

温病与伤寒的关系

温病之邪多从口鼻
侵入犯手太阴肺

温为阳邪
易伤阴液

肝肾阴涸
阴虚动风
四肢蠕动
神昏抽搐

肺胃阴伤
口干舌燥
干咳少痰
胃部隐痛

咳……

伤寒之邪侵袭肌表
寒为阴邪易伤阳气
恶寒
↓
阳衰

一、伤寒与温病传变区别

盖伤寒之邪留恋在表,然后化热入里,温邪则热变最速,未传心包,邪尚在肺,肺主气,其合皮毛,故云在表。

二、温邪在表的不同治法

温邪在表初用辛凉轻剂。挟风则加入薄荷、牛蒡之属,挟湿加芦根、滑石之流。或透风于热外,或渗湿于热下,不与热相搏,势必孤矣。

三、温热与伤寒的鉴别要点

不尔,风夹温热而燥生,清窍必干,谓水主之气不能上荣,两阳相劫也。湿与温合,蒸郁而蒙蔽于上,清窍为之壅塞,浊邪害清也。其病有类伤寒,其验之之法,伤寒多有变证,温热虽久,在一经不移,以此为辨。

第四节 近现代温病学发展应用

从古至今，温疫时有发生，其致病暴戾，延门阖户，祸害人间。但在中医药的庇护下，中华民族得以生生不息，繁衍至今。在与温疫的抗争中，人们不断实践与总结中医药理论，温病学理论也日臻完善。

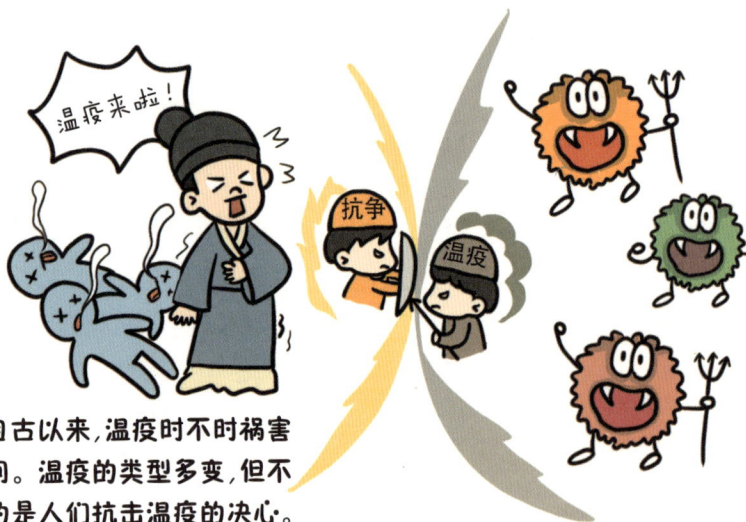

温疫来啦！

抗争

温疫

自古以来，温疫时不时祸害人间。温疫的类型多变，但不变的是人们抗击温疫的决心。

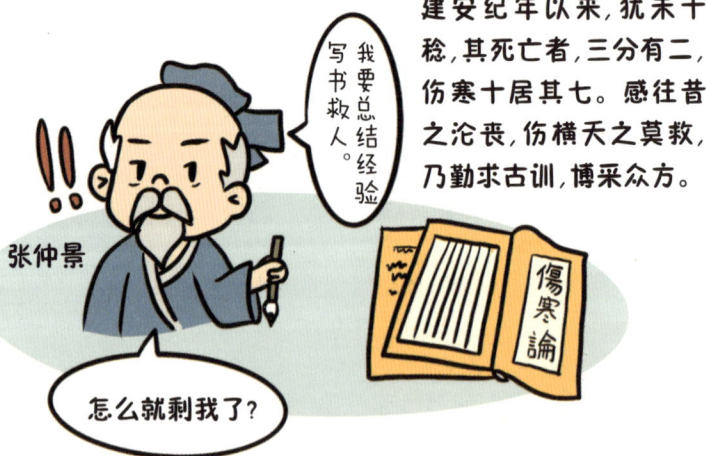

张仲景

我要总结经验，写书救人。

怎么就剩我了？

建安纪年以来，犹未十稔，其死亡者，三分有二，伤寒十居其七。感往昔之沦丧，伤横夭之莫救，乃勤求古训，博采众方。

伤寒论

1954年的夏天，我国河北省突发流行性乙型脑炎（简称"乙脑"），作为当时的烈性传染病，治疗效果欠佳。在中医药理论体系的指导下，中医认为乙脑辨病属"温病"中"暑温"的范畴，提出了以白虎汤、清瘟败毒饮为主方的诊疗思路，获得极佳的疗效，使中华民族再一次幸免于难。

新中国成立后

白虎汤
治疗乙脑效果显著

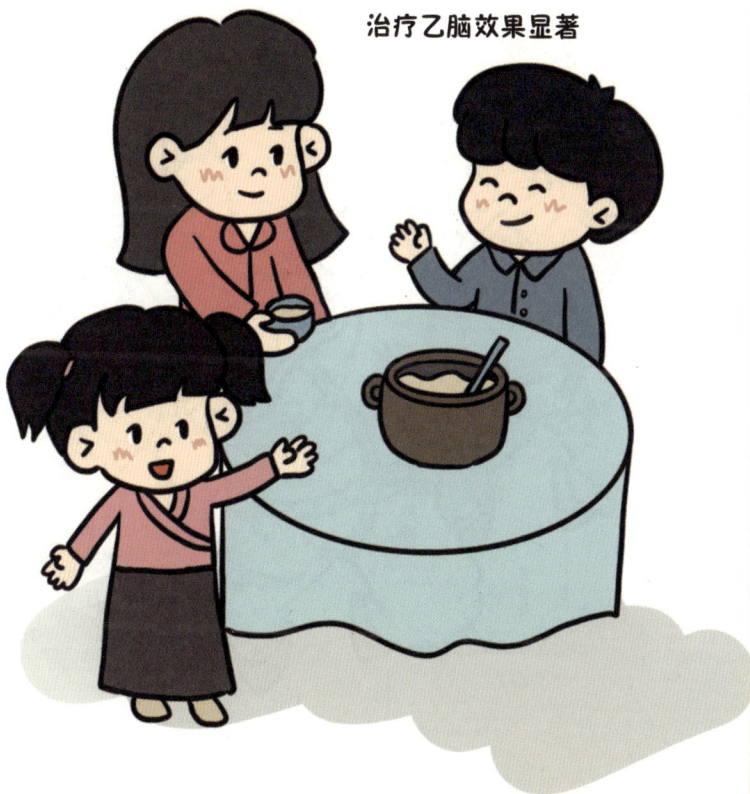

而今，从庚子新年，新型冠状病毒疫情席卷大江南北，到如今疫情形势稳步向好，中医药理论体系在参与新冠病毒的诊疗防治中都发挥了不可替代的作用。抗疫之路虽漫漫，吾将上下而求索。

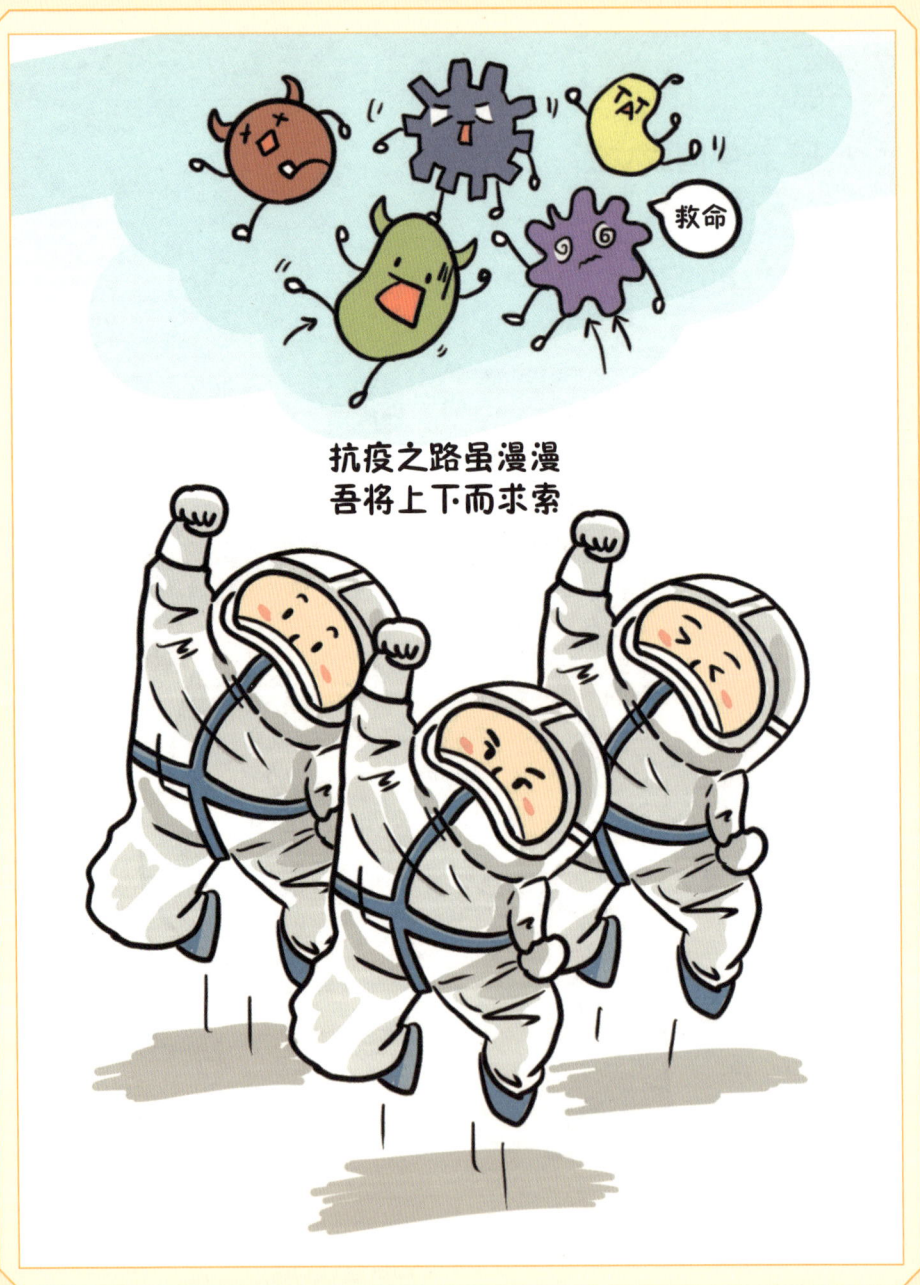

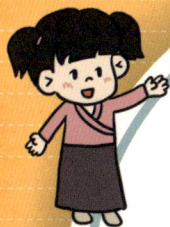

第二章

温病学的辨证方法

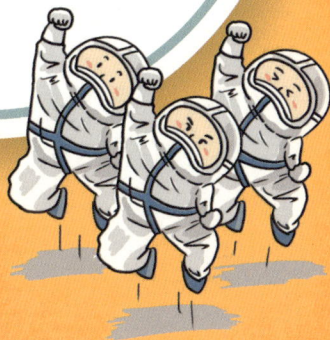

第一节 温病学的卫气营血辨证

一、卫气营血辨证的特点

卫气营血辨证理论由清代温病学家叶天士创立。运用卫气营血辨证理论,可以分析温病病变的浅深层次,高度概括温病的病理变化及证候类型,从而有效地指导温病的治疗。

卫气营血辨证:传变

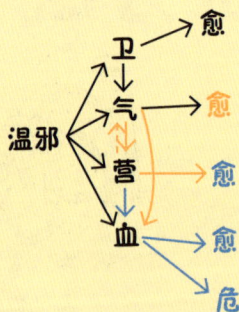

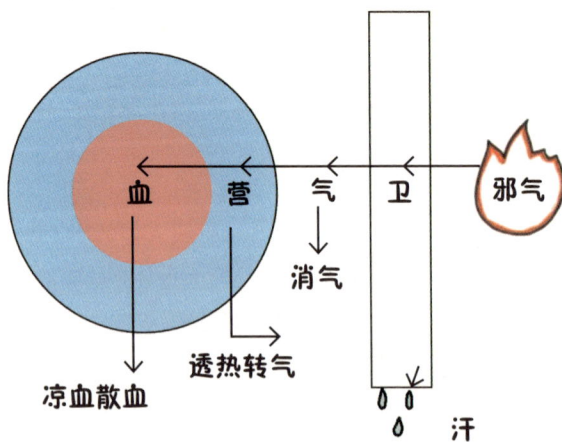

二、卫气营血辨证的传变规律

"大凡看法,卫之后方言气,营之后方言血",温病总的传变趋势一般不外由表入里、由浅入深。即多数温病由卫分证开始,再向气分、营分、血分传变。但温病的传变顺序,也有由里达外,传变不分表里渐次的程式。

卫气营血传变规律

打不动……

卫分证　正盛邪微　病位浅　病情轻

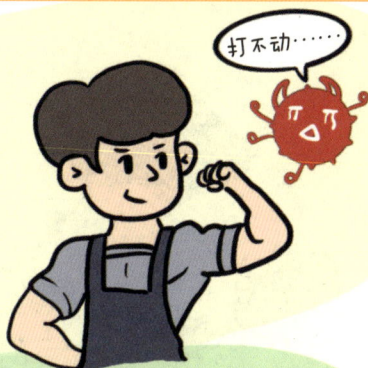

气分证　正盛邪强　病位较深　病情较重

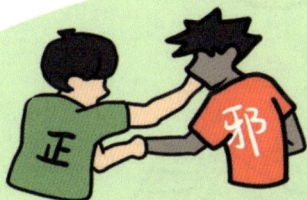

正　邪

营分证　邪盛正损　病位深　病情重

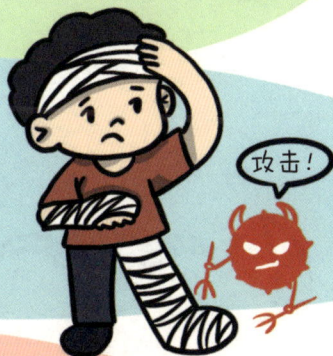

攻击!

拿下他!

血分证　邪盛正衰　病位极深　病情危重

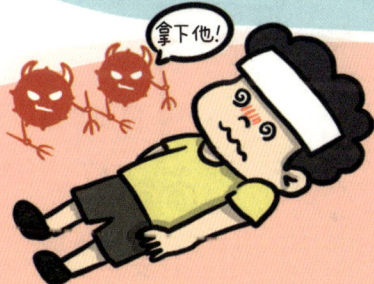

三、卫气营血辨证的深浅关系与不同治法

"大凡看法，卫之后方言气，营之后方言血。在卫汗之可也，到气才可清气，入营犹可透热转气，如犀角（现临床以水牛角代，后同）、玄参、羚羊角等物，入血就恐耗血动血，直须凉血散血，如生地、丹皮、阿胶、赤芍等物。否则前后不循缓急之法，虑其动手便错，反致慌张矣。"

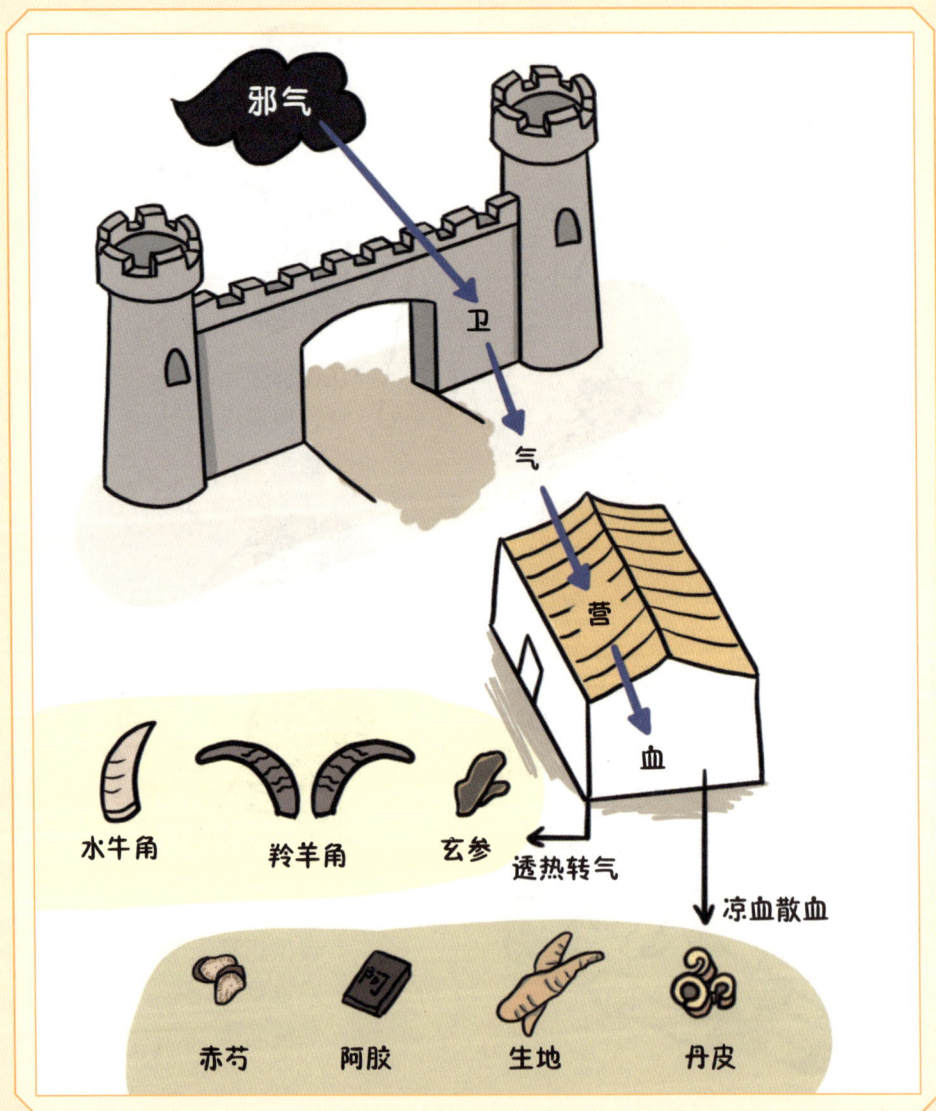

四、卫气营血证候特点

（一）卫分证

卫分证是温邪初袭人体，引起以卫外功能失调为主要表现的一类证候。基本病理特点是邪郁卫表，肺卫失宣。临床表现以发热，微恶风寒，口微渴为辨证要点。

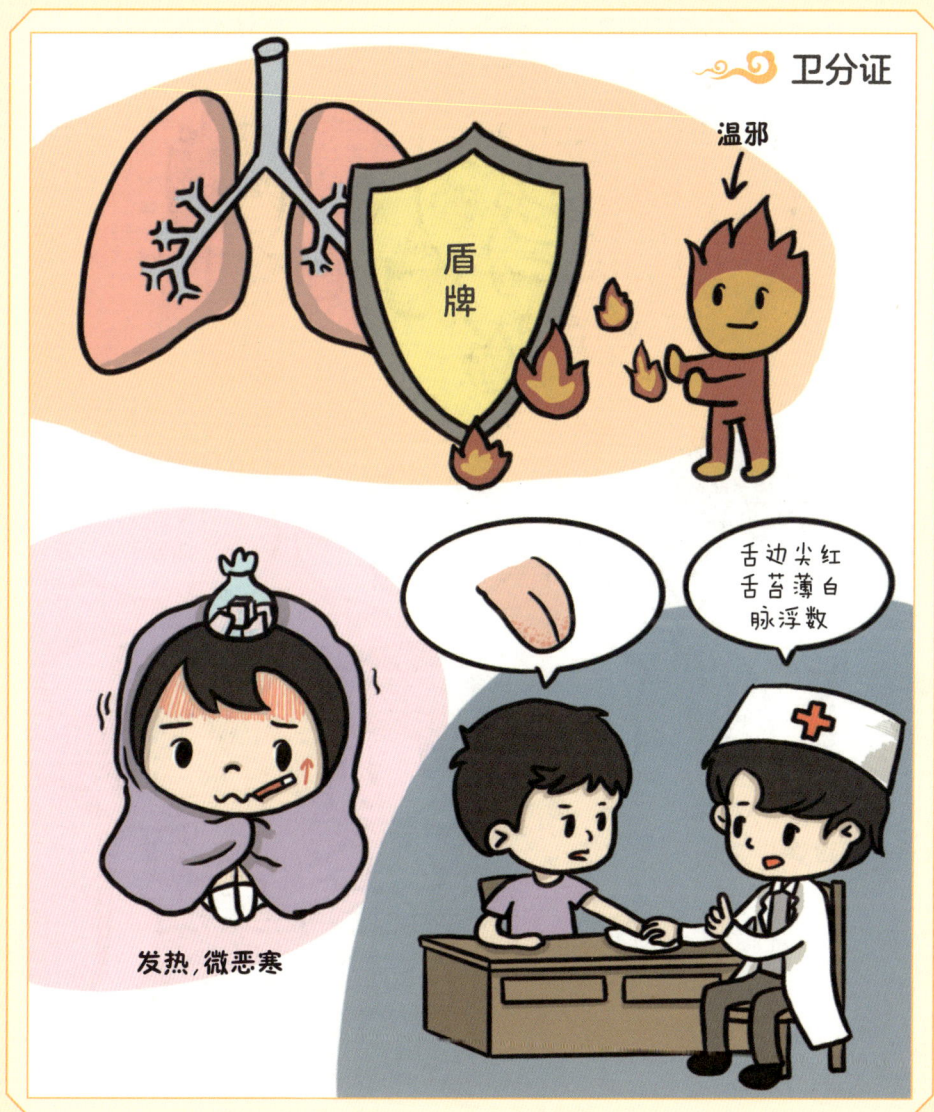

卫分证

温邪

盾牌

发热，微恶寒

舌边尖红
舌苔薄白
脉浮数

（二）气分证

气分证是温邪入里，尚未传入营血分，引起人体脏腑或组织气机活动失常的一类证候。基本的病理特点是：邪正剧争，热炽津伤。临床表现以但发热，不恶寒，口渴，苔黄为辨证要点。

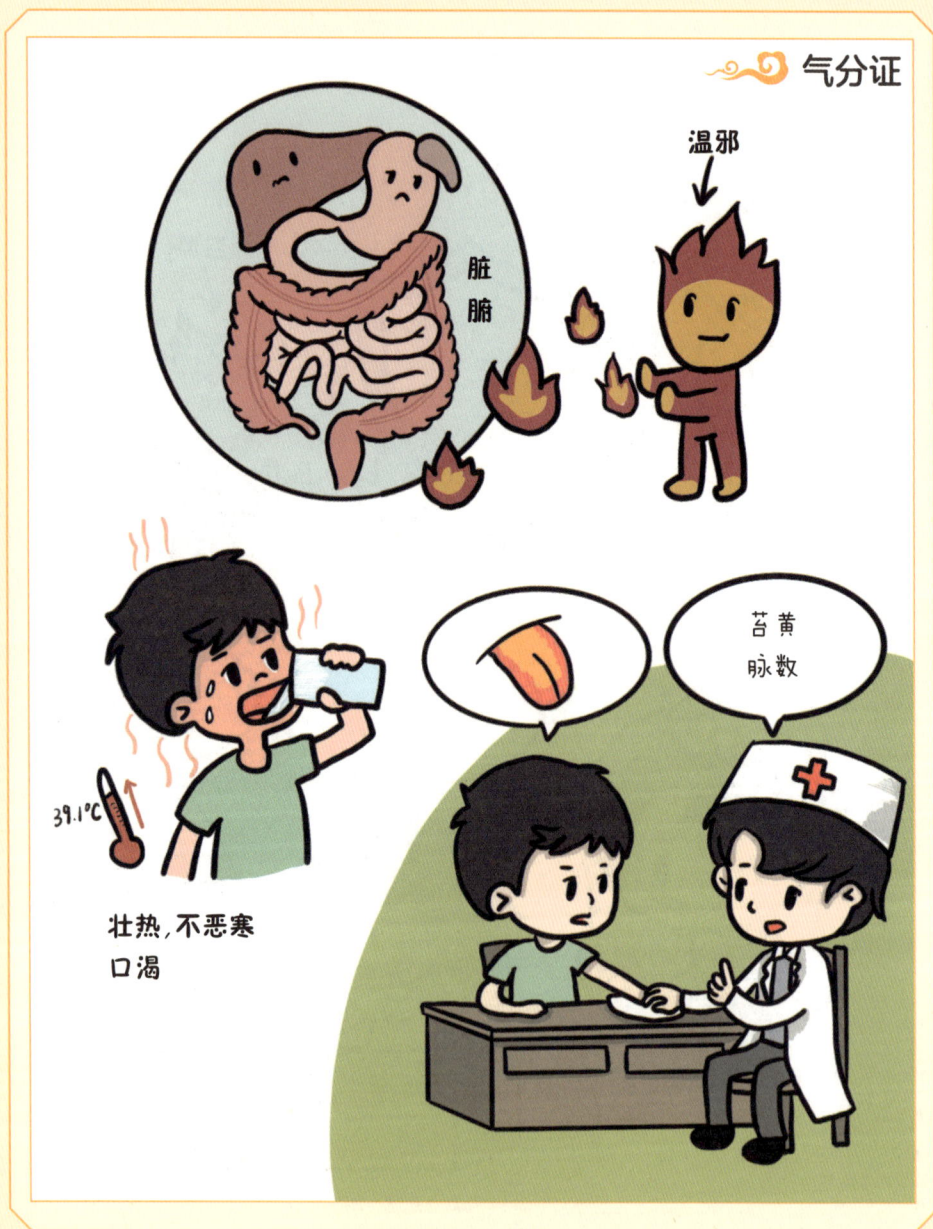

气分证

温邪

脏腑

39.1℃

壮热，不恶寒
口渴

苔黄
脉数

（三）营分证

营分证是温邪犯于营分,引起以邪热盛于营分、灼伤营阴、扰神窜络为主的一类证候。基本的病理特点是:营热阴伤,扰神窜络。临床以身热夜甚,心烦,时谵语,舌质红绛为辨证要点。

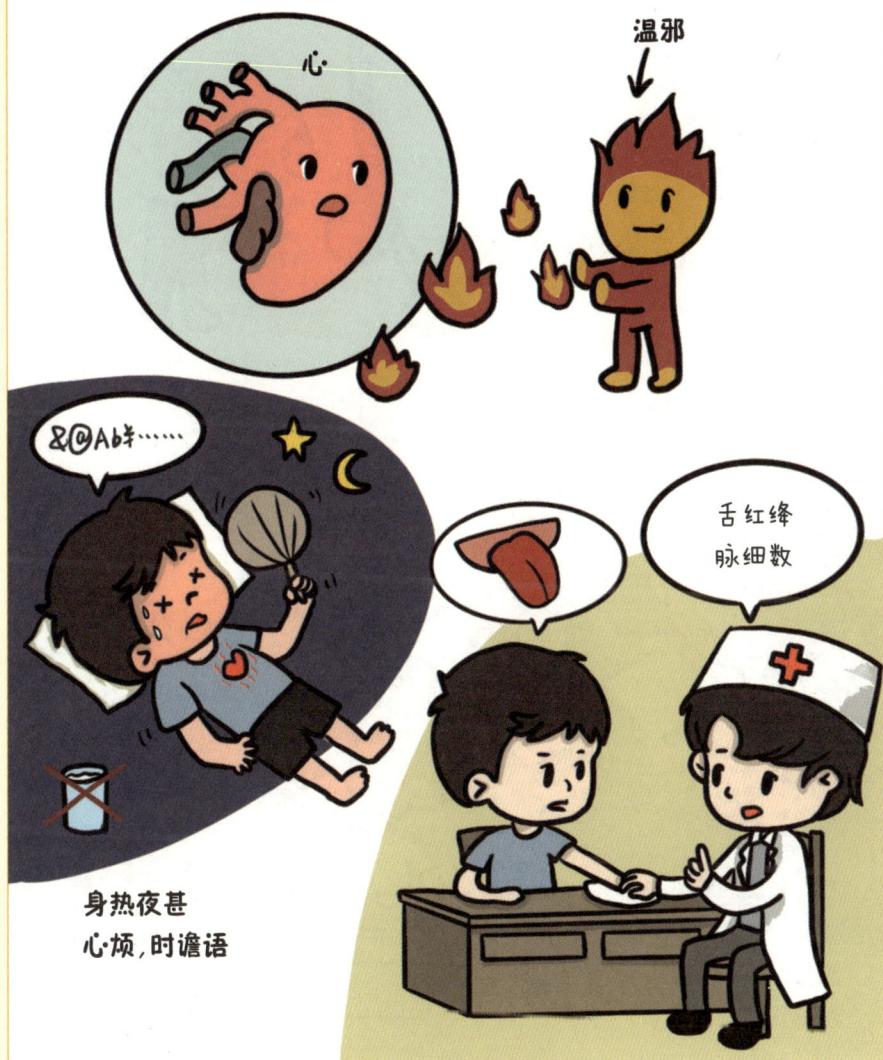

营分证

温邪

心

&@Ab年……

舌红绛
脉细数

身热夜甚
心烦,时谵语

(四) 血分证

血分证是邪热深入到血分,引起以血热亢盛、动血耗血、瘀热内阻为主的一类证候。基本的病理特点是:动血耗血,瘀热内阻。临床以灼热夜甚,斑疹密布,出血及舌质深绛为辨证要点。

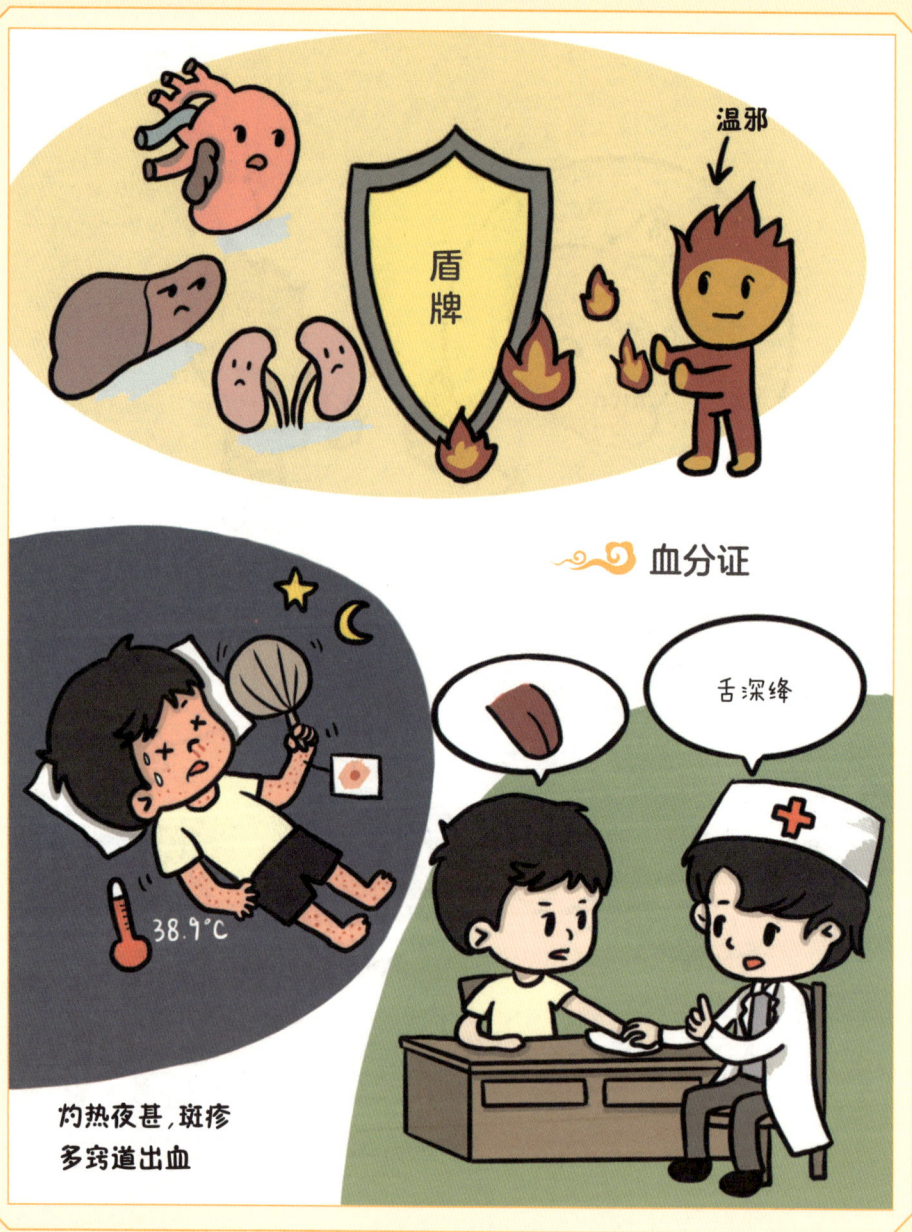

温邪

盾牌

血分证

舌深绛

灼热夜甚,斑疹
多窍道出血

38.9℃

第二节　三焦辨证

上焦：心、肺

中焦：脾、胃、肠

下焦：肝、肾

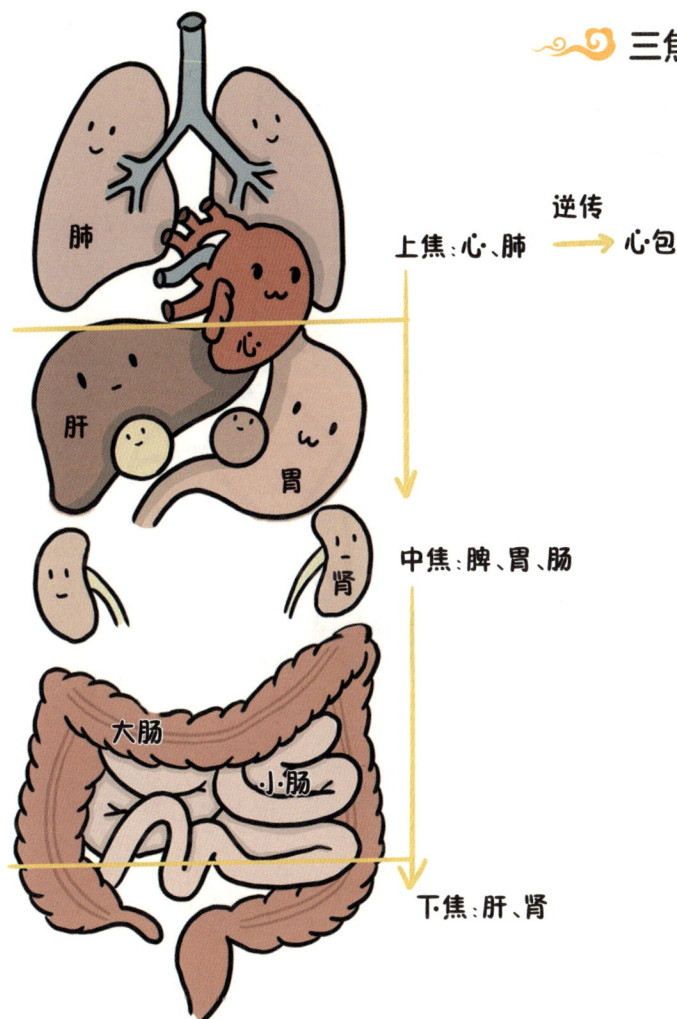

三焦辨证

肺

心

肝

胃

肾

大肠

小肠

上焦：心、肺　　逆传 ⟶ 心包

中焦：脾、胃、肠

下焦：肝、肾

外感内伤治则的区别及三焦的治疗大法：治外感如将（兵贵神速，机圆法活，去邪务尽，善后务细，盖早平一日，则人少受一日害）；治内伤如相（坐镇从容，神机默运，无功可言，无德可见，而人登寿域）。治上焦如羽（非轻不举）；治中焦如衡（非平不安）；治下焦如权（非重不沉）。

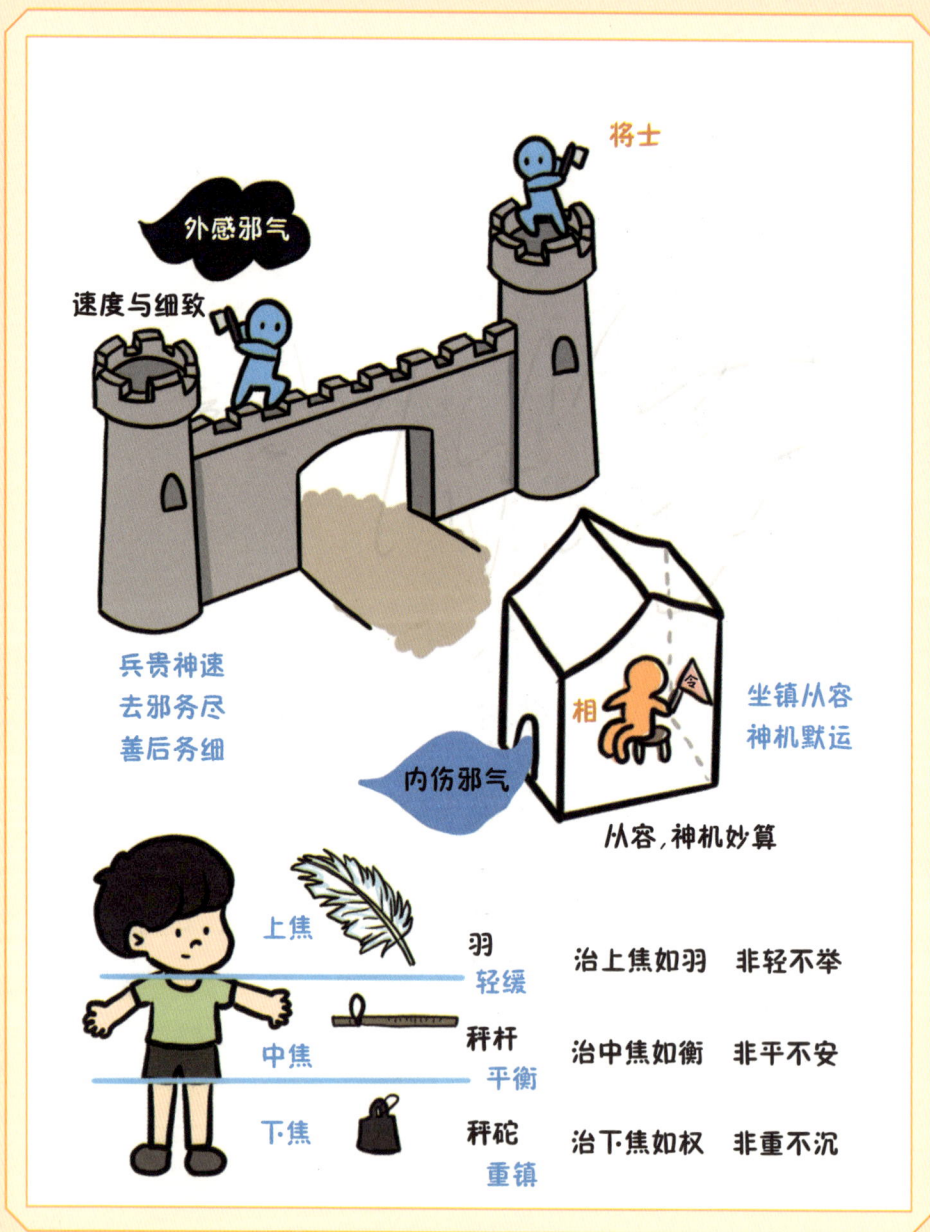

外感邪气

将士

速度与细致

兵贵神速
去邪务尽
善后务细

内伤邪气

相　　令

坐镇从容
神机默运

从容，神机妙算

上焦	羽 轻缓	治上焦如羽	非轻不举
中焦	秤杆 平衡	治中焦如衡	非平不安
下焦	秤砣 重镇	治下焦如权	非重不沉

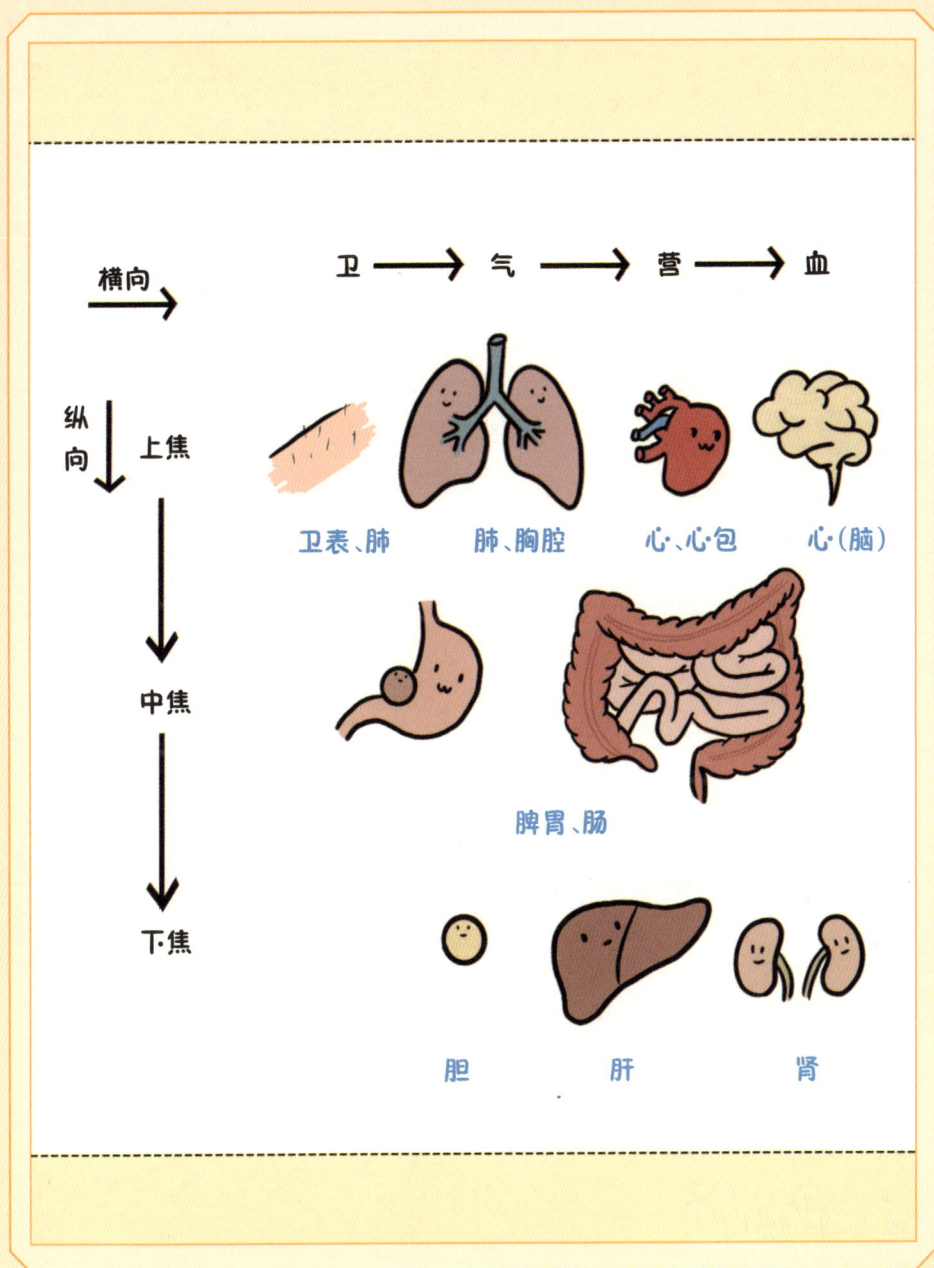

卫 → 气 → 营 → 血

横向 →

纵向 ↓

上焦

卫表、肺　　肺、胸腔　　心、心包　　心（脑）

中焦

脾胃、肠

下焦

胆　　　肝　　　肾

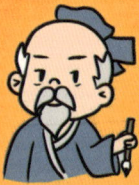

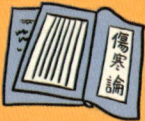

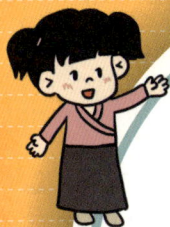

第三章

温热类温病

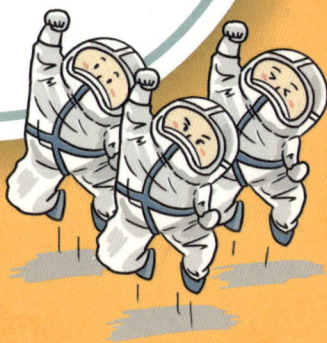

温热类温病可分为感受风热时邪的风温、好发夏季的暑温、伏邪待发的春温、秋季作案的秋燥。

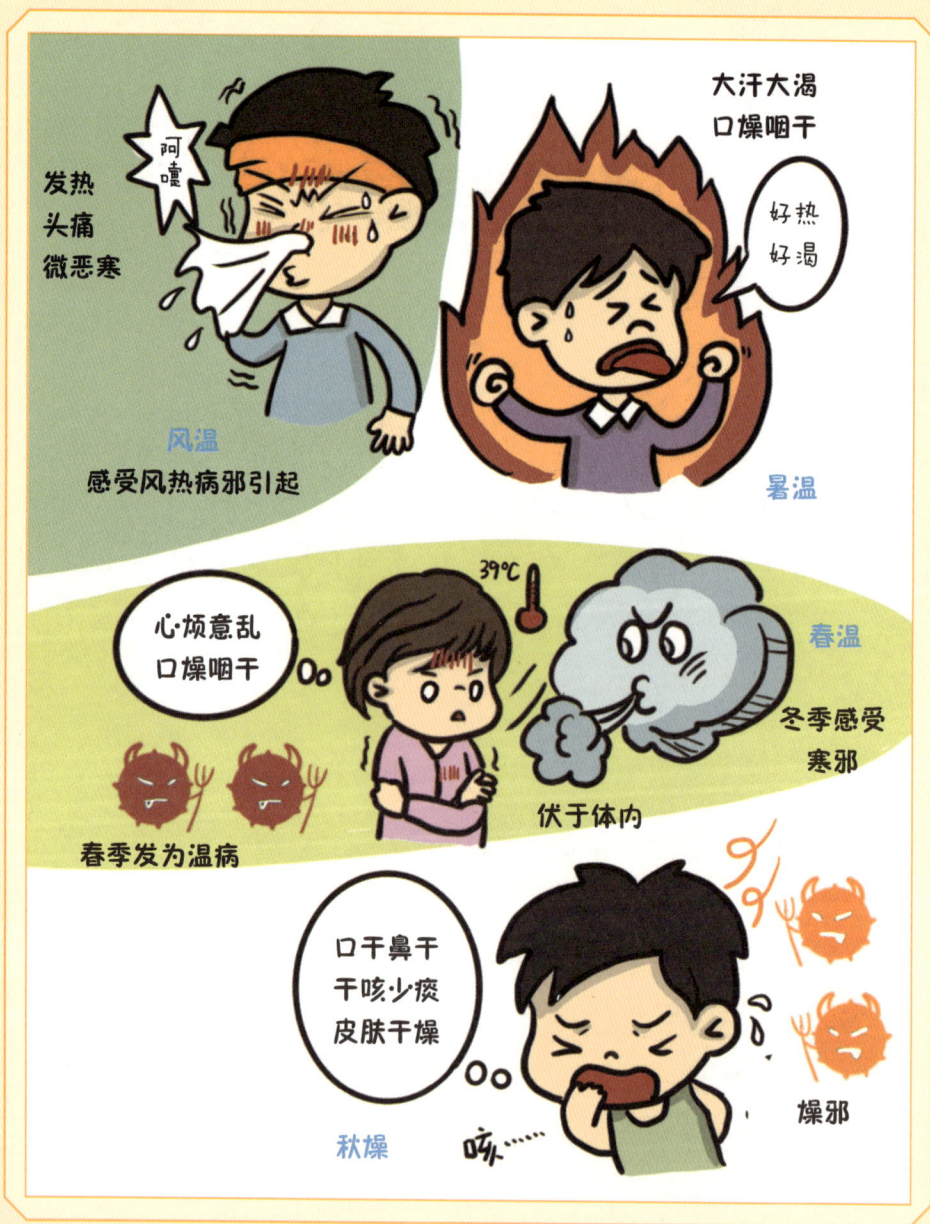

发热
头痛
微恶寒

阿
嚏

风温
感受风热病邪引起

大汗大渴
口燥咽干

好热
好渴

暑温

心·烦意乱
口燥咽干

39℃

春温

春季发为温病

伏于体内

冬季感受
寒邪

口干鼻干
干咳·少痰
皮肤干燥

秋燥

咳……

燥邪

第二节　卫分证治

一、上焦太阴病提纲

太阴之为病,脉不缓不紧而动数,或两寸独大,尺肤热,头痛,微恶风寒,身热自汗,口渴,或不渴而咳,午后热甚者,名曰温病。

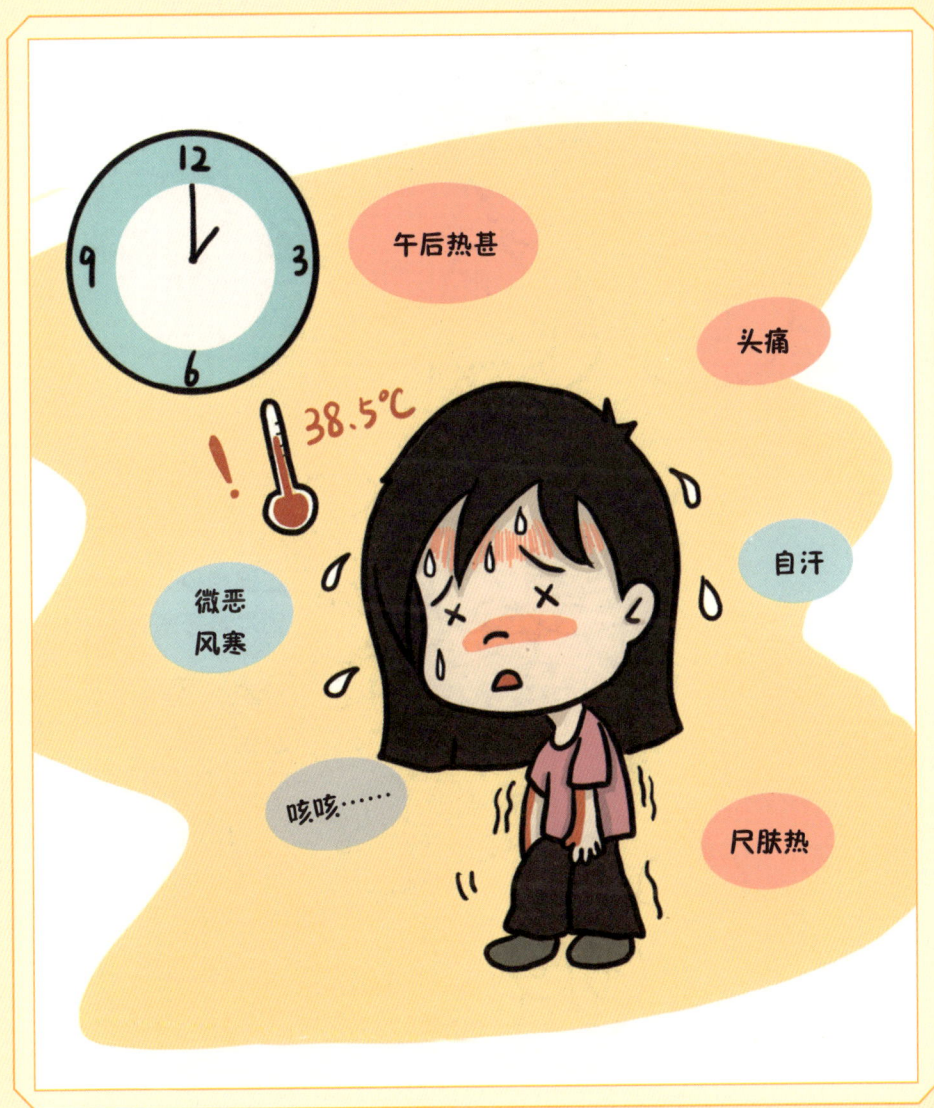

午后热甚

头痛

38.5℃

自汗

微恶风寒

咳咳……

尺肤热

二、风热犯卫

发热,微恶风寒,头痛,无汗或少汗,口微渴,微咳,咽喉红痛,舌边尖红,舌苔薄白欠润,脉浮数。方用银翘散、桑菊饮。

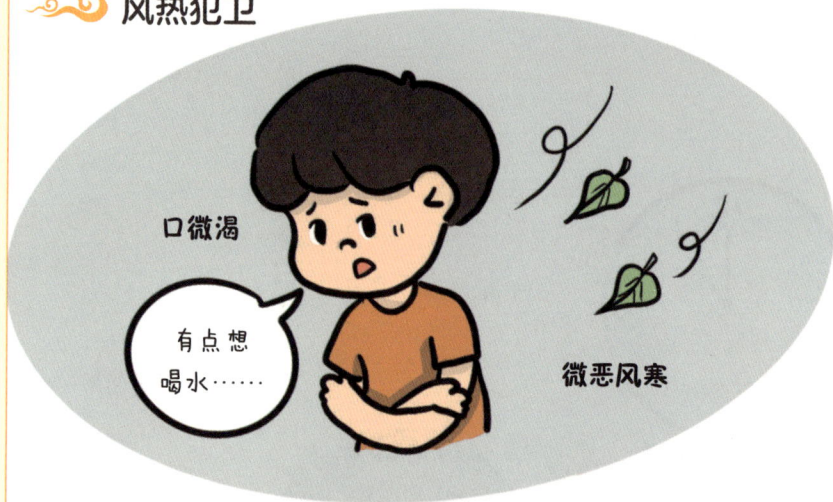

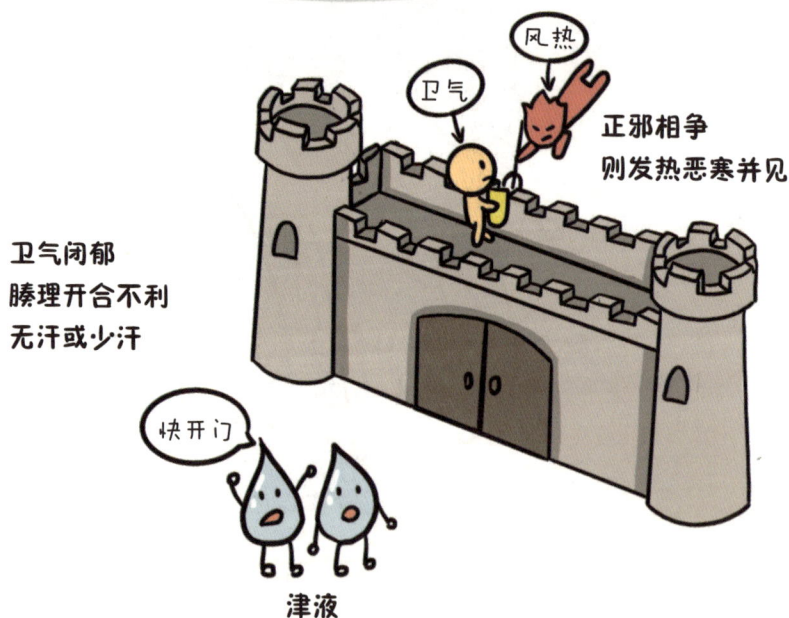

三、燥热犯卫

发热,微恶风寒,无汗或少汗,咳嗽无痰或痰少而黏,甚则咳声嘶哑,口鼻干燥,咽干痒痛,头痛,舌边尖红,舌苔薄白而燥,脉浮数。方用桑杏汤。

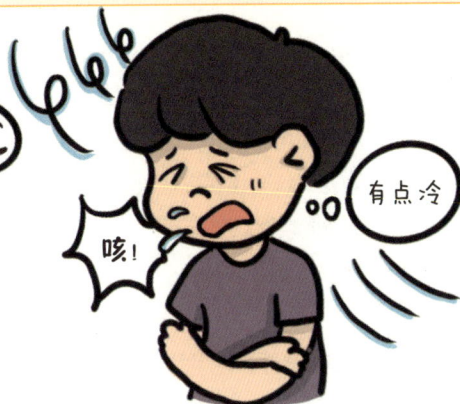

燥热犯卫

发热
微恶风寒
咳嗽无痰或痰少而黏

有点冷

咳!

38℃

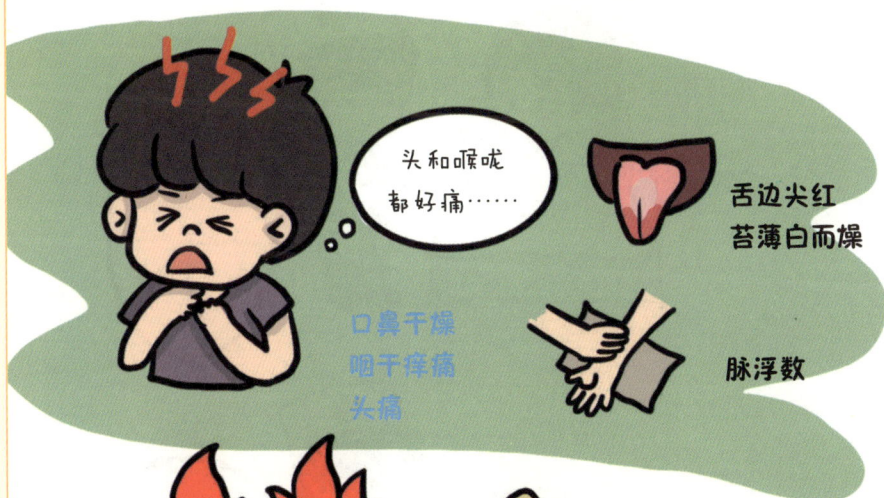

头和喉咙都好痛……

舌边尖红
苔薄白而燥

口鼻干燥
咽干痒痛
头痛

脉浮数

燥邪

闭郁卫气

燥伤津液

第三节 气分证治

一、邪热在肺

温邪流连气分的治疗：若其邪始终在气分流连者，可冀其战汗透邪，法宜益胃，令邪与汗并，热达腠开，邪从汗出。战汗的机理、治疗与鉴别：解后胃气空虚，当肤冷一昼夜，待气还自温暖如常矣。盖战汗而解，邪退正虚，阳从汗泄，故渐肤冷，未必即成脱证。此时宜令病者安舒静卧，以养阳气来复，旁人切勿惊惶，频频呼唤，扰其元神，使其烦躁。但诊其脉，若虚软如缓，虽蜷卧不语，汗出肤冷却非脱证；若脉急疾，躁扰不卧，肤冷汗出，便为气脱之证矣。更有邪盛正虚，不能一战而解，停一二日再战汗而愈者，不可不知。

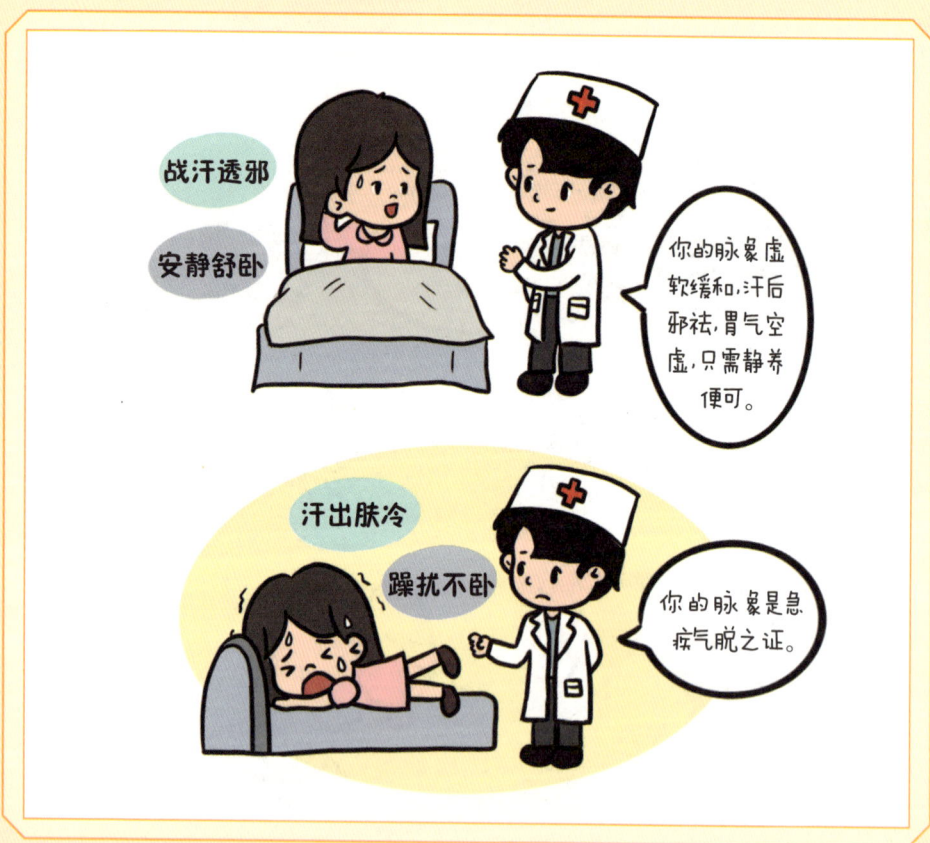

战汗透邪

安静舒卧

你的脉象虚软缓和，汗后邪祛，胃气空虚，只需静养便可。

汗出肤冷

躁扰不卧

你的脉象是急疾气脱之证。

（一） 肺热壅盛

身热,汗出,口渴,咳喘,痰黄稠或痰中带血丝,甚则气急鼻煽,胸闷胸痛,舌质红,苔黄,脉数。方用麻杏石甘汤。

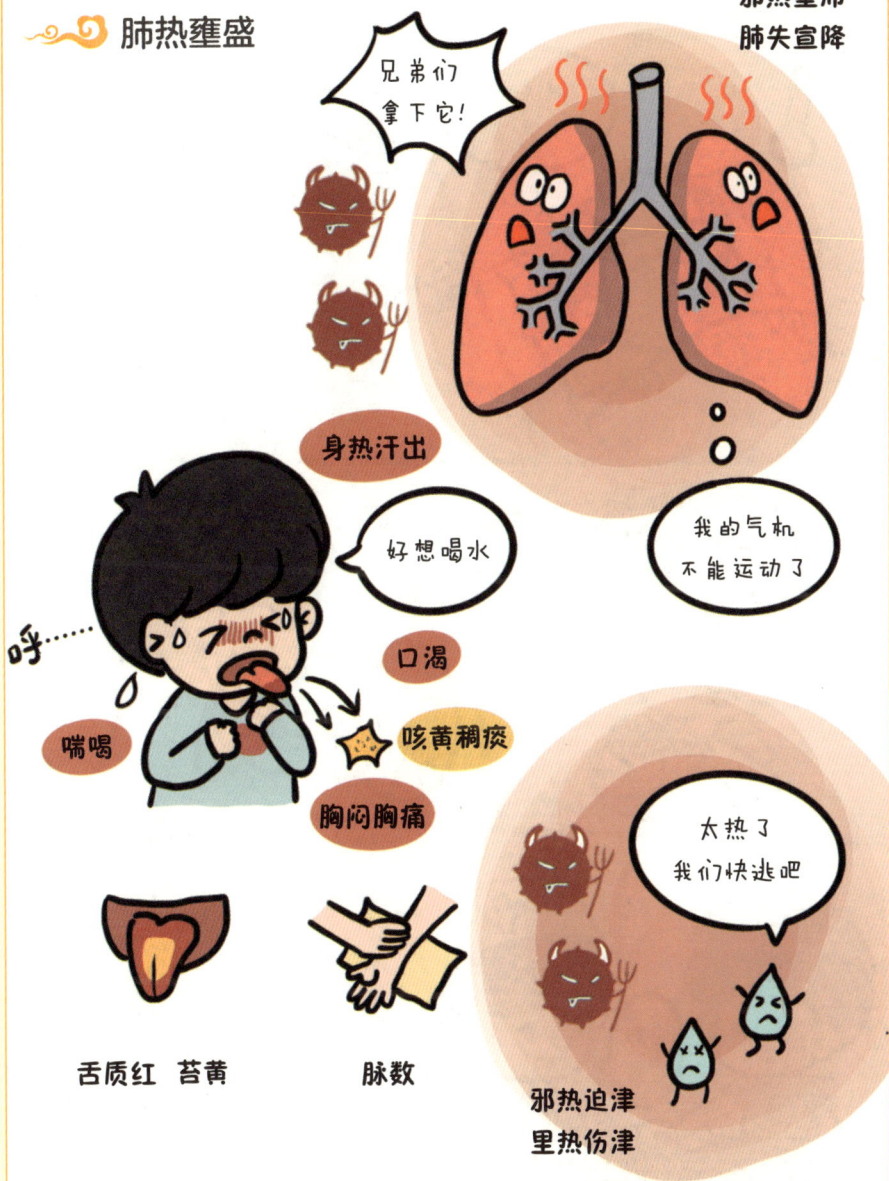

（二）燥热伤肺

发热，干咳无痰或痰少而黏，甚则痰中带血丝，气逆而喘，胸满胁痛，鼻咽干燥，心烦口渴，少气倦怠，舌红，苔薄白或薄黄燥，脉数。方用清燥救肺汤。

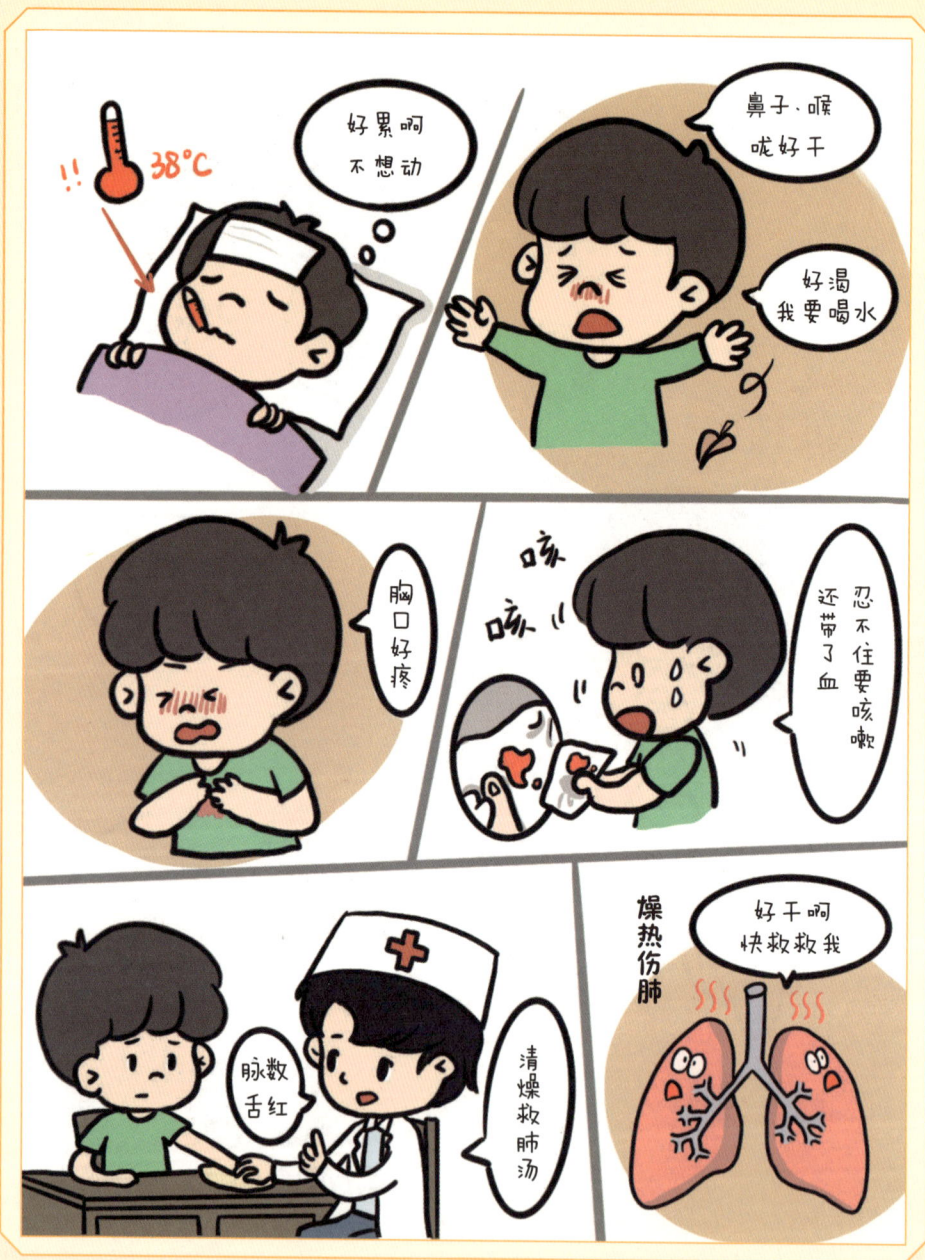

（三）肺热发疹

发热,咳嗽,胸闷,肌肤红疹,舌红苔薄,脉数。方用银翘散去豆豉,加细生地、丹皮、大青叶,倍玄参方。

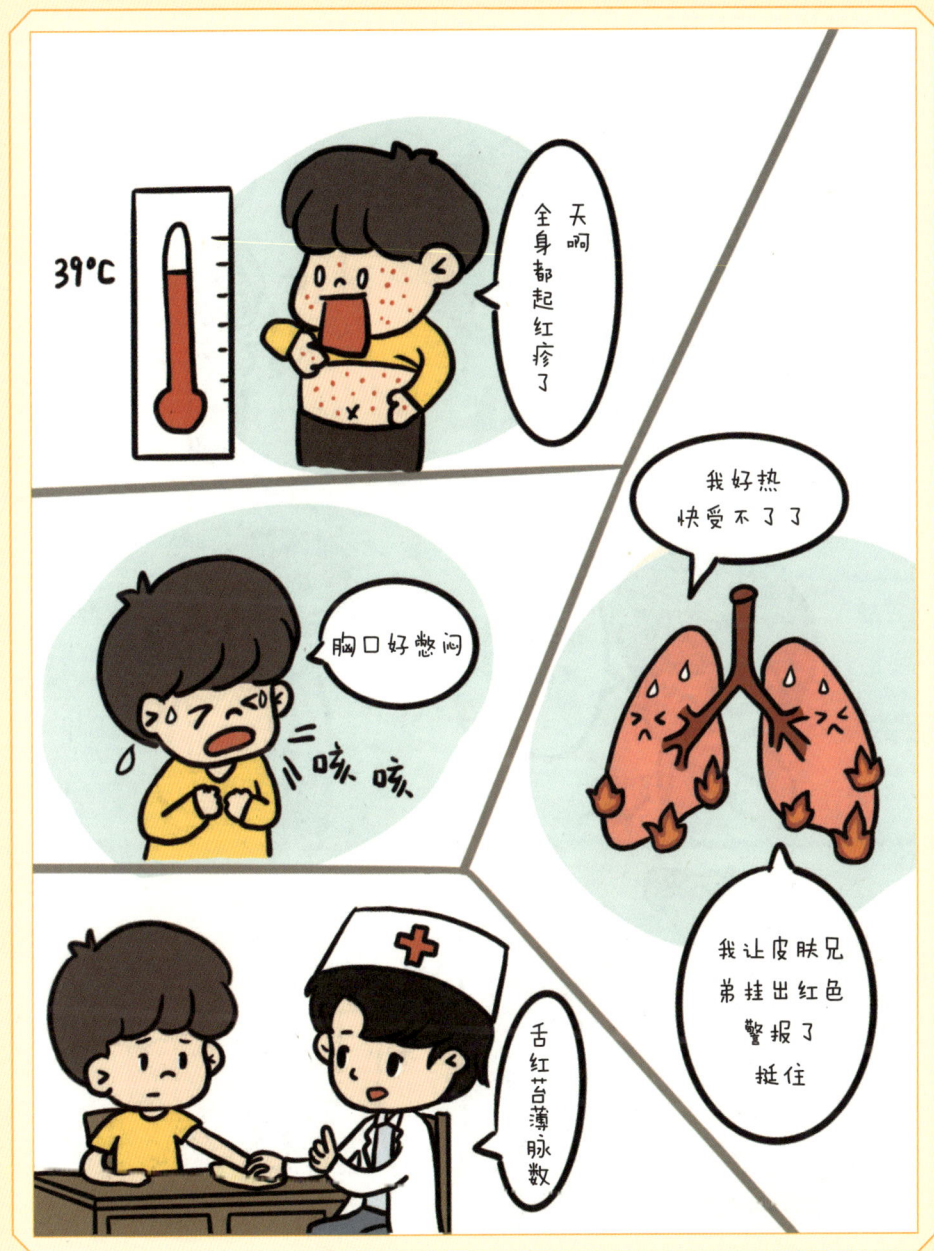

二、热郁少阳

发热,口苦而渴,干呕,心烦,小便短赤,胸胁满闷,舌红苔黄,脉弦数。方用黄芩汤加豆豉玄参方。

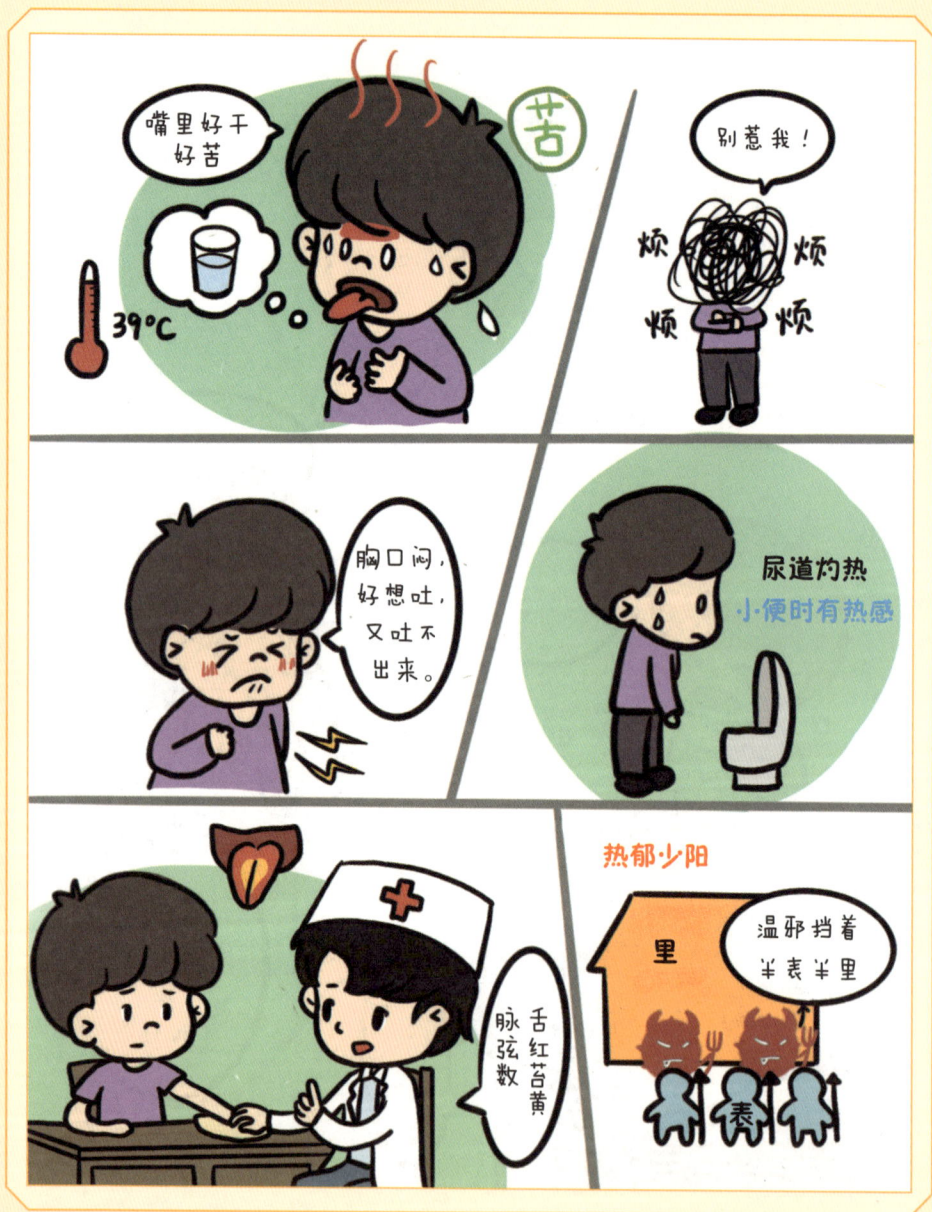

三、热在胸膈

（一）热郁胸膈

发热不甚，心烦懊憹，起卧不安，欲呕不得呕，甚或身热不已，面红目赤，胸膈灼热如焚，烦躁不安，唇焦，咽燥，口渴，口舌生疮，齿龈肿痛，或大便秘结，舌红，苔黄，脉滑数。方用栀子豉汤或凉膈散。

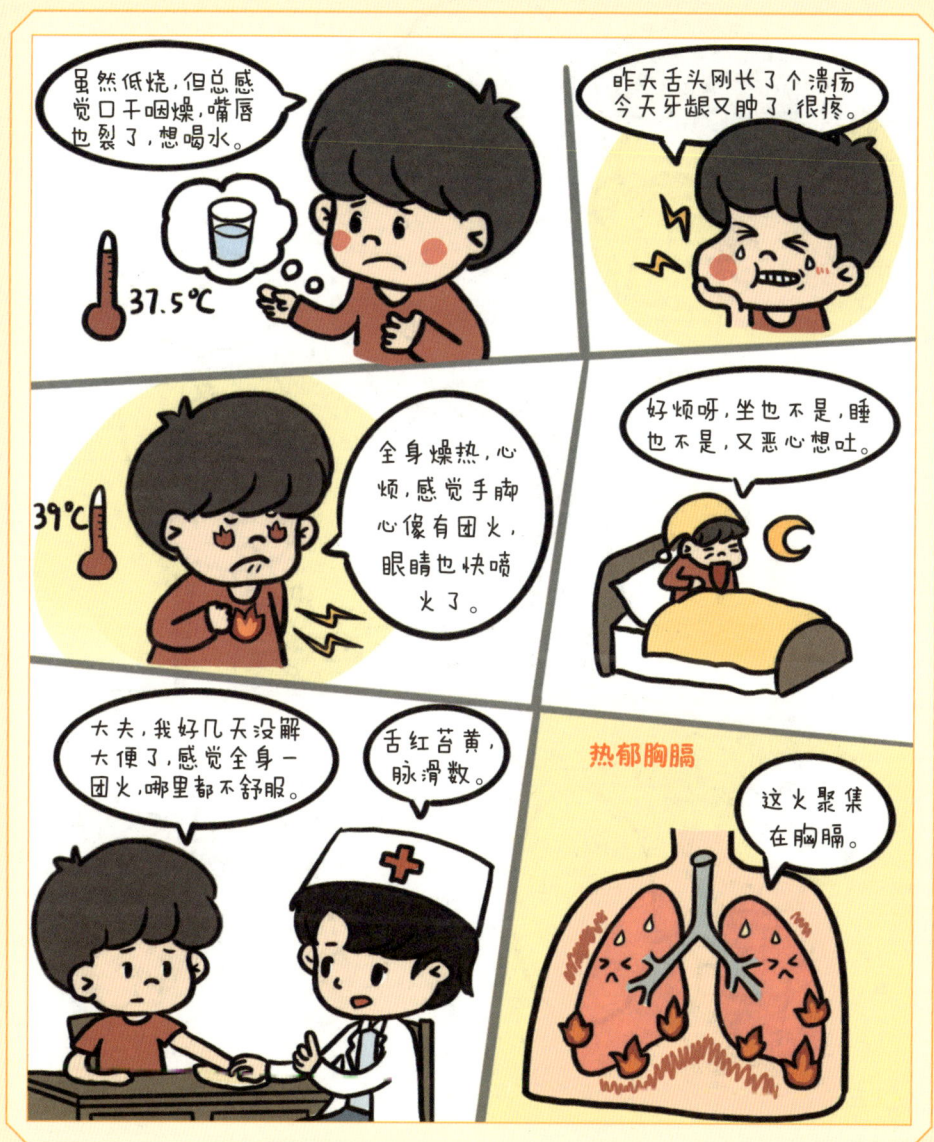

（二）痰热结胸

身热面赤,渴欲凉饮,饮不解渴,得水则呕,胸脘痞闷,按之疼痛,大便秘结,舌红苔黄滑,脉滑数有力。方用小陷胸汤加枳实汤。

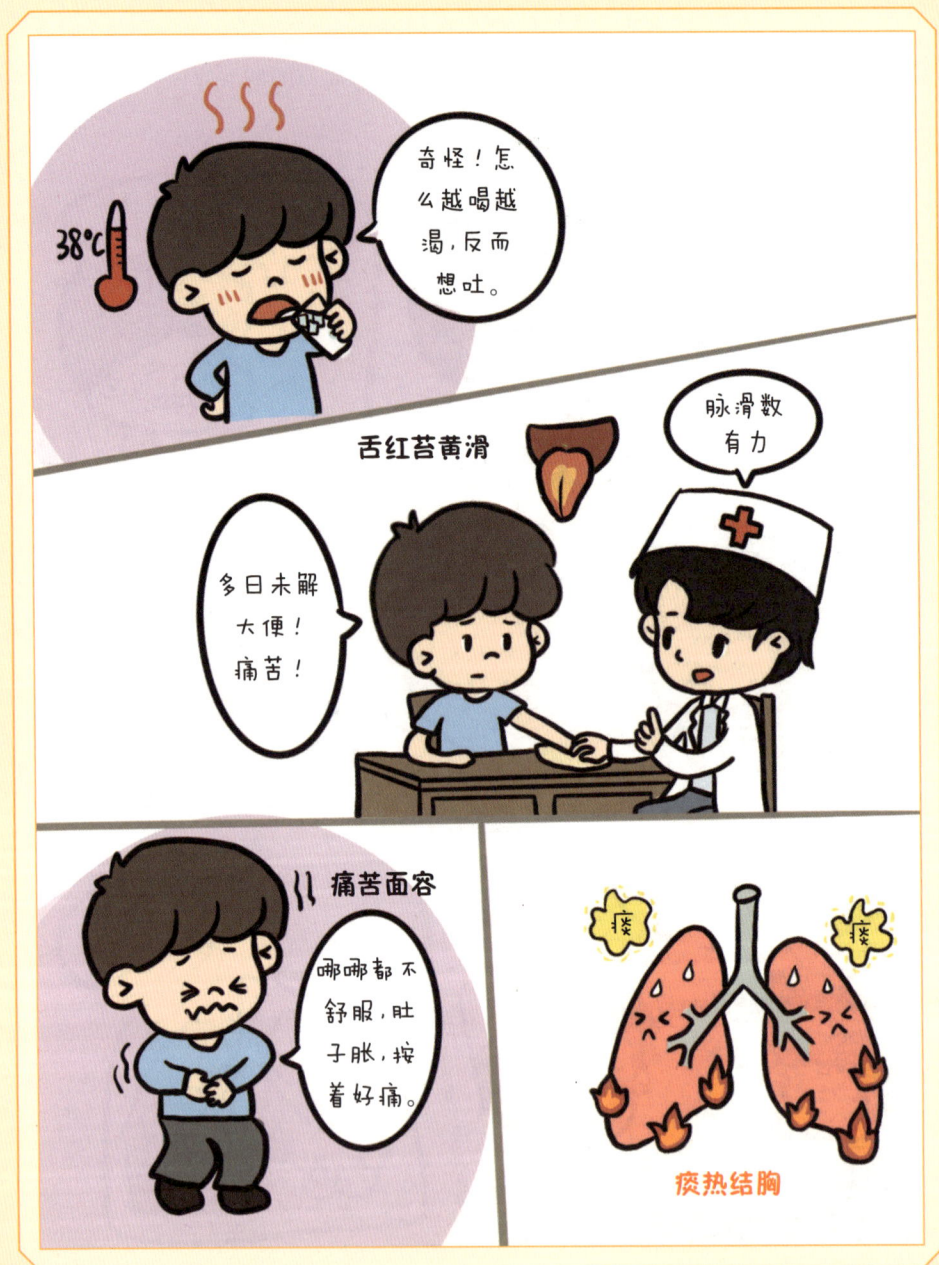

四、热炽阳明

壮热,不恶寒反恶热,面赤,汗大出,心烦,口渴甚且喜凉饮,舌质红,苔黄燥,脉洪大有力。方用白虎汤。

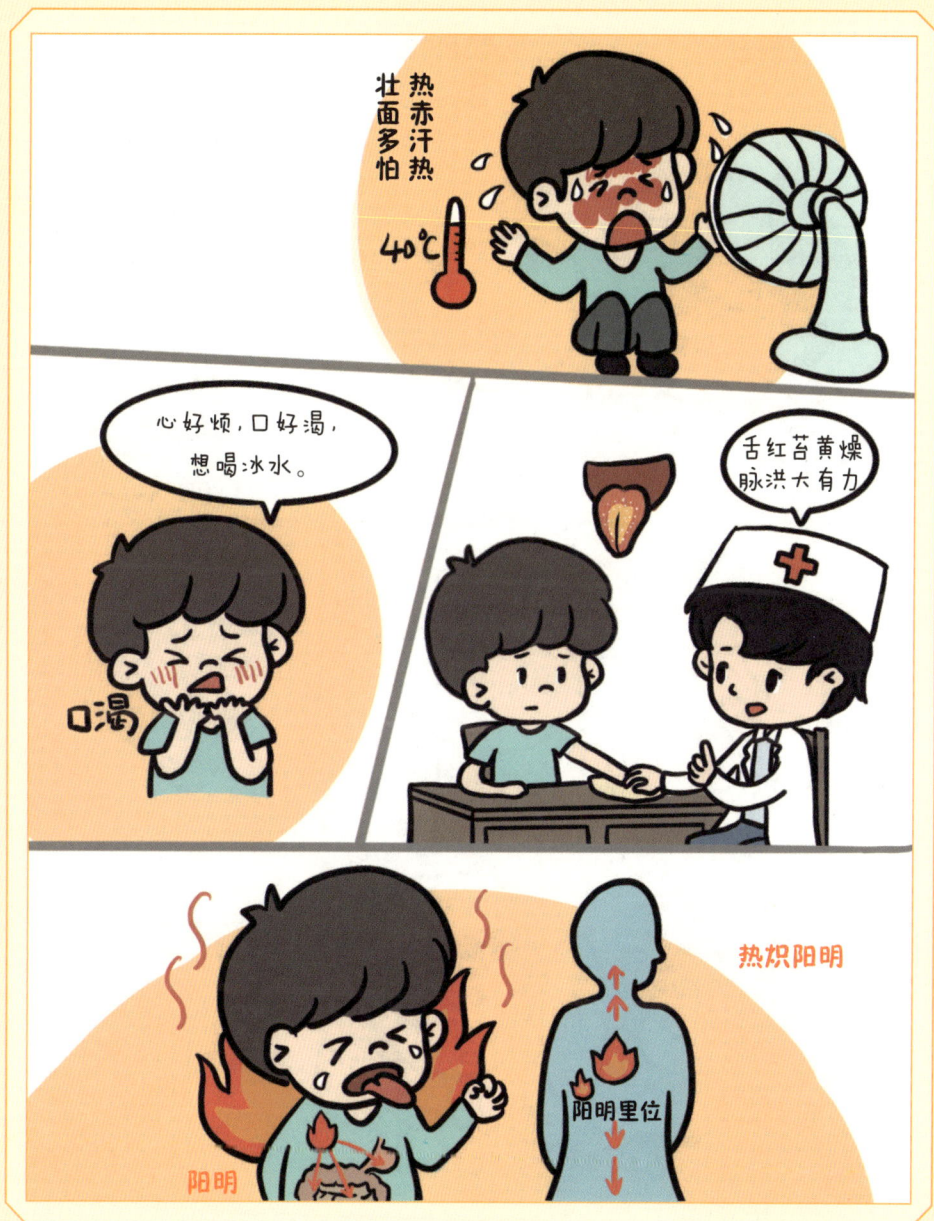

五、邪热在肠

面目俱赤,语声重浊,呼吸俱粗,大便闭,小便涩,舌苔老黄,甚则黑有芒刺,但恶热,不恶寒,日晡益甚者,传至中焦,阳明温病也。

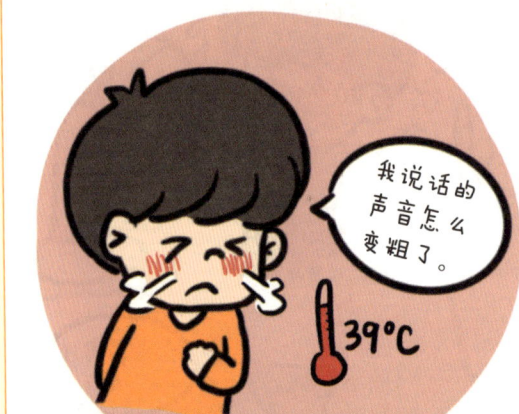

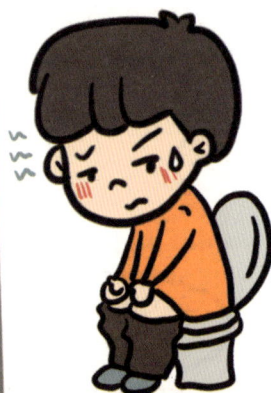

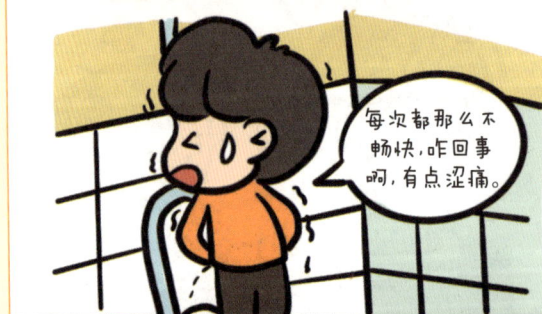

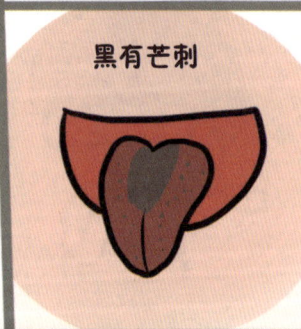

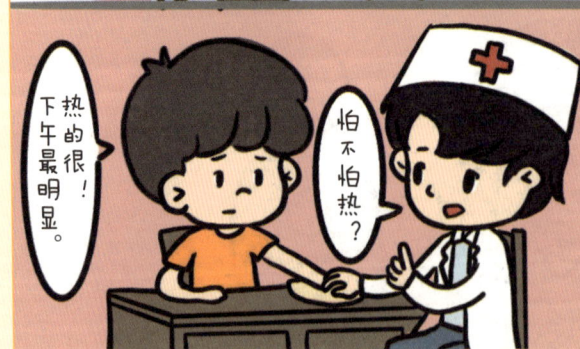

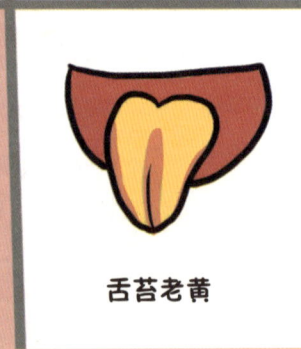

脉浮洪躁甚者，白虎汤主之；脉沉数有力，甚则脉体反小而实者，大承气汤主之。暑温、湿温、温疟，不在此列。

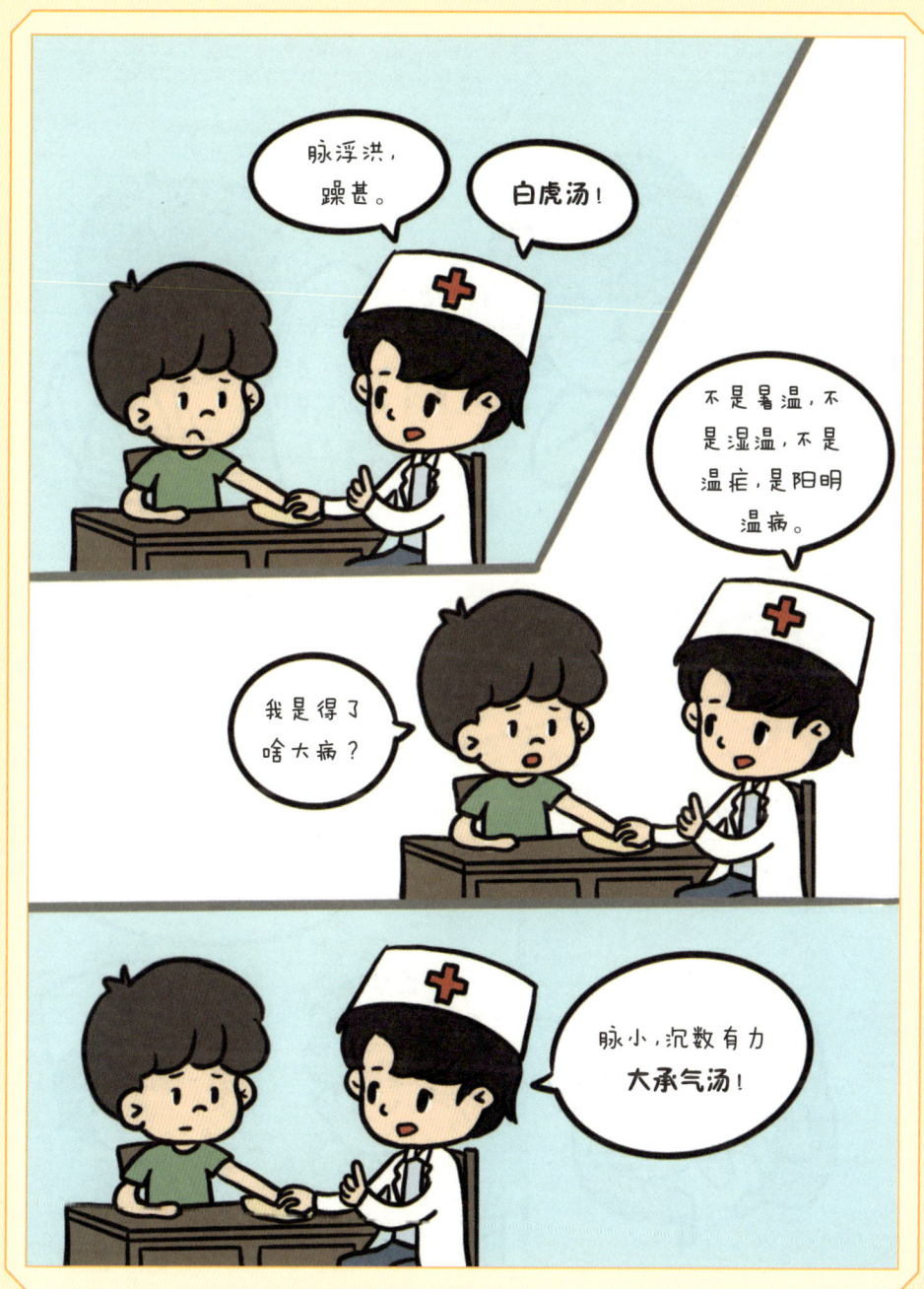

（一）热结肠腑

发热或日晡潮热,大便秘结或纯利稀水,腹满硬痛,或时有烦躁、谵语,舌红苔黄燥或焦燥起芒刺,脉沉实有力。方用调胃承气汤。

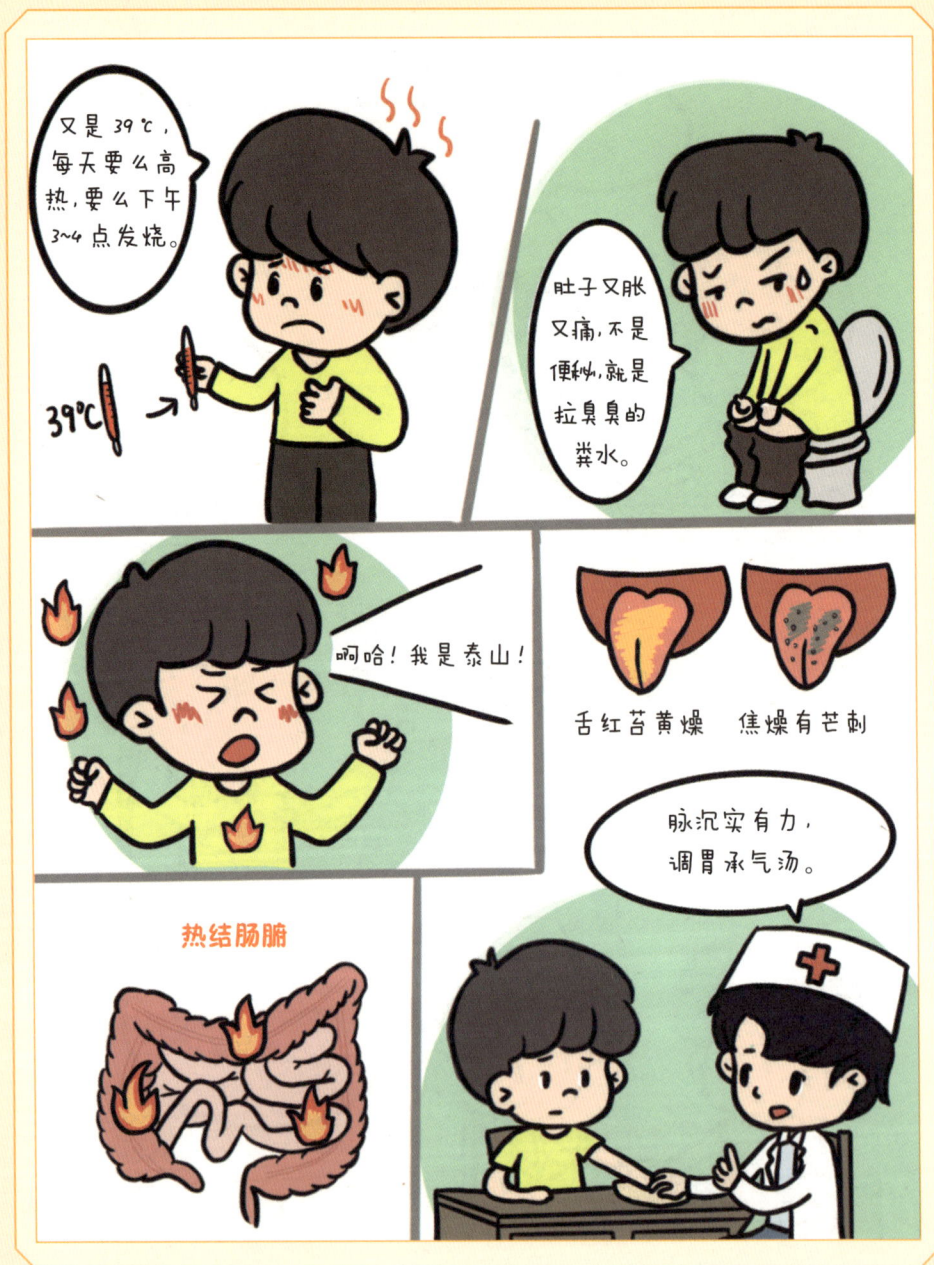

（二）肠热下利

身热，下利稀便，色黄秽臭，肛门灼热，汗出口渴，或兼咳喘，苔黄，脉数。
方用葛根芩连汤。

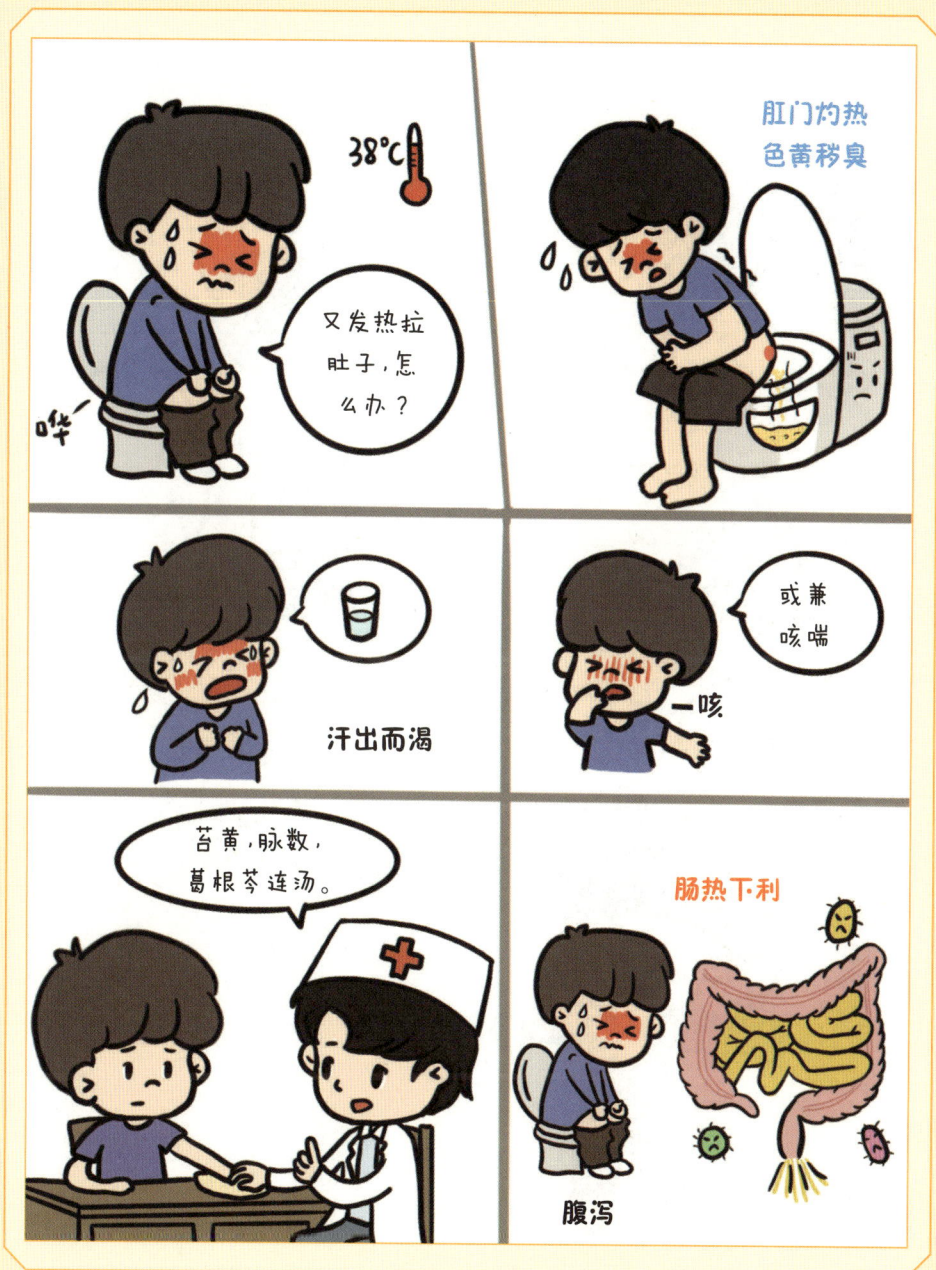

六、热盛动风

高热不退,头痛头胀,烦闷躁扰,手足抽搐,颈项强直,甚则角弓反张,神昏,舌红苔黄,或舌红绛,脉弦数或弦细数。方用羚角钩藤汤。

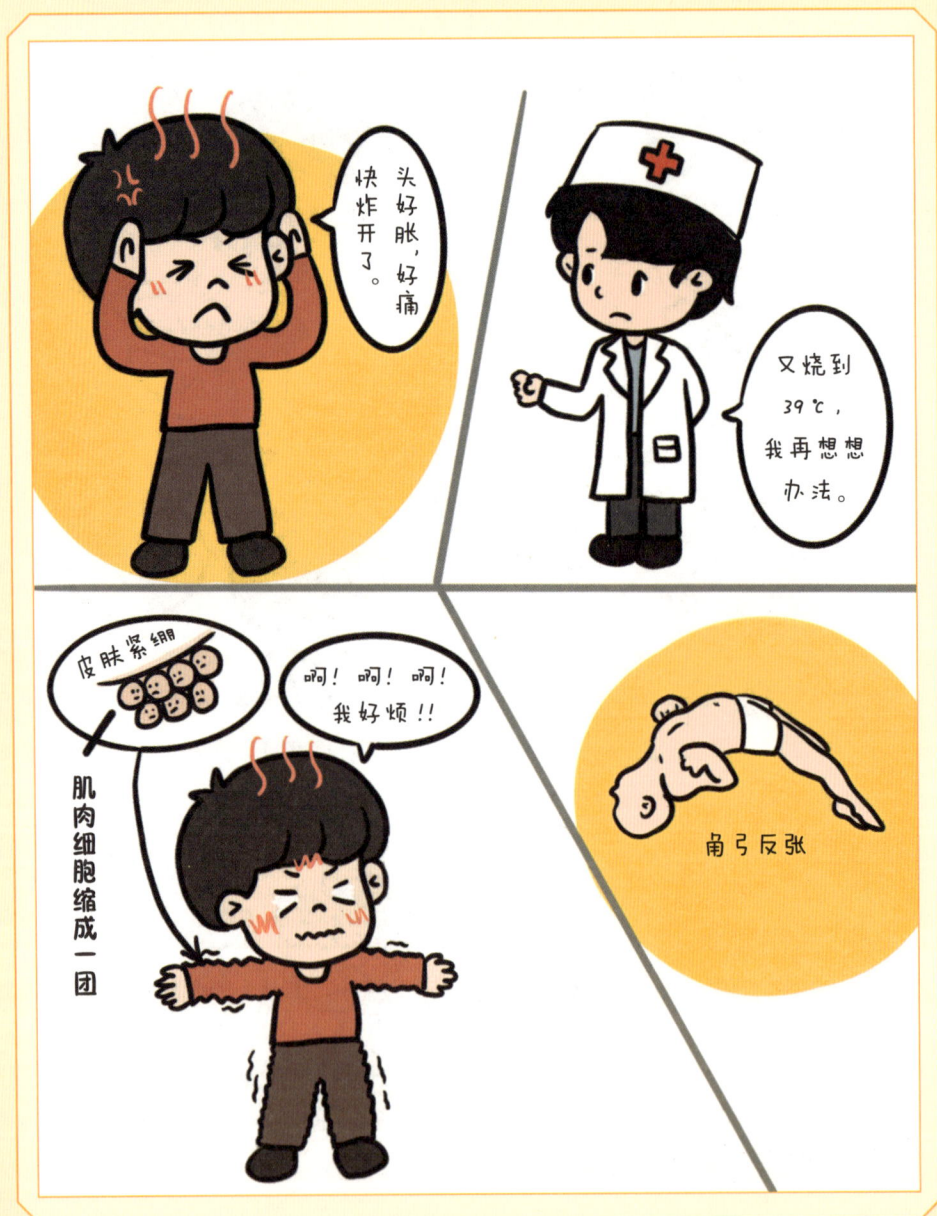

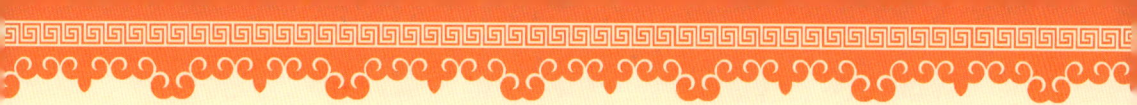

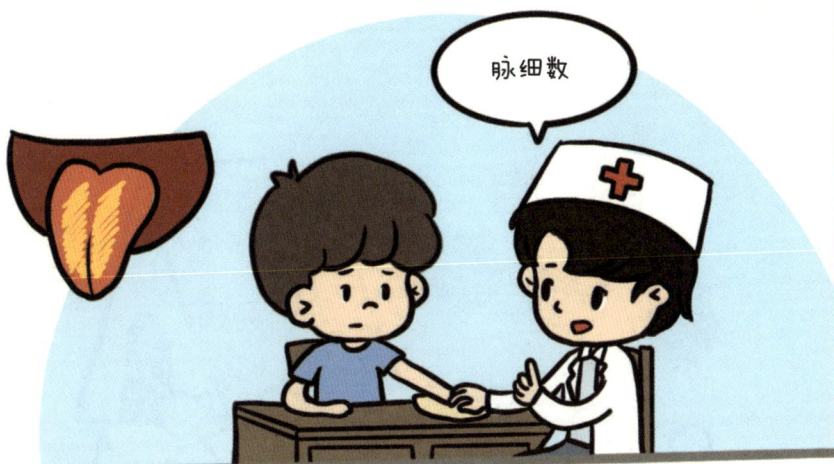

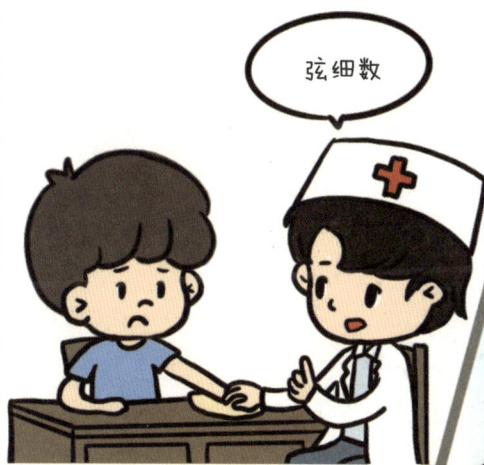

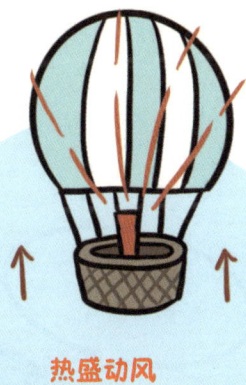

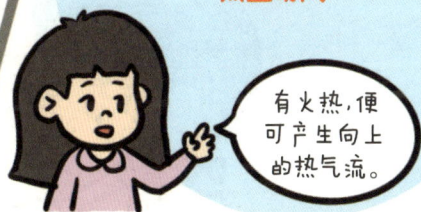

第三章 温热类温病

第四节 营分证治

一、温病营分证要点

太阴温病,寸脉大,舌绛而干,法当渴,今反不渴者,热在营中也,清营汤去黄连主之。

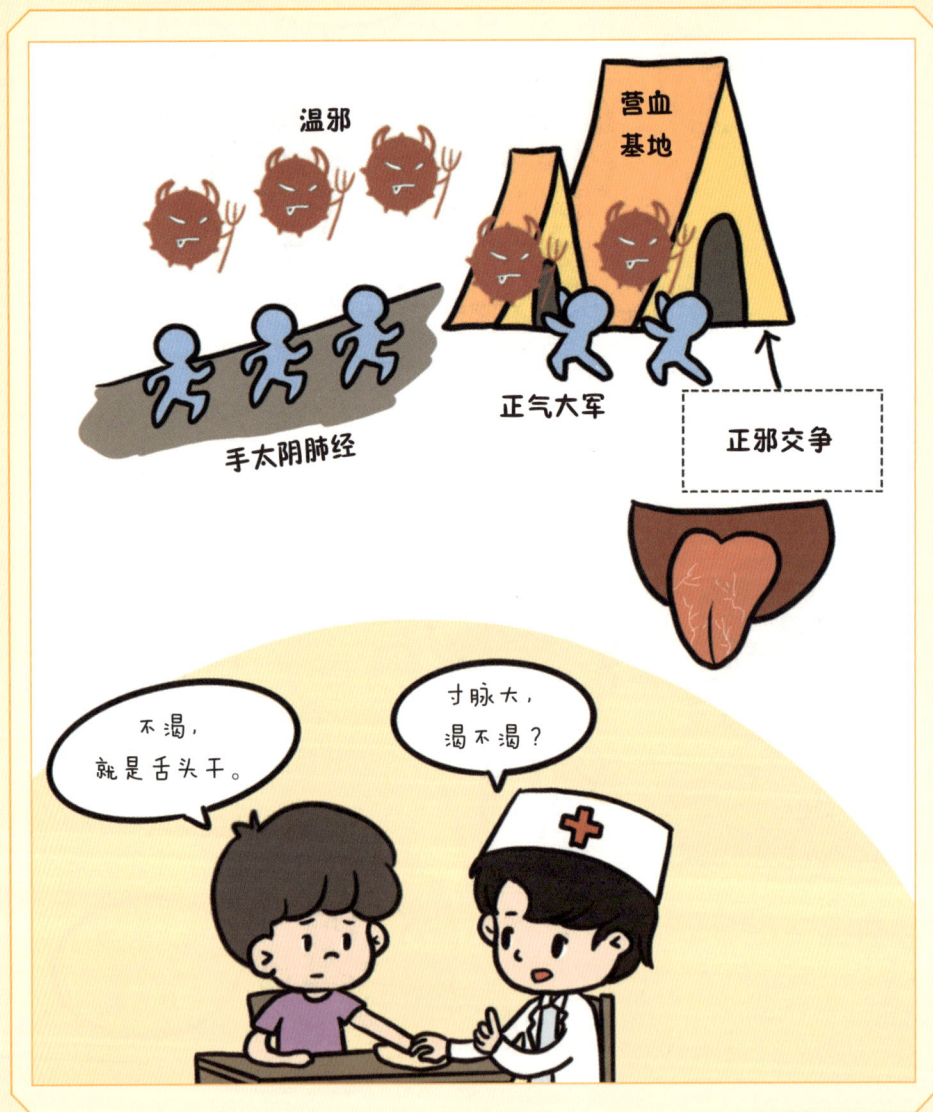

二、热灼营阴

身热夜甚,心烦躁扰,甚或时有谵语,斑疹隐隐,咽燥口干反不甚渴,舌质红绛而干,舌薄或无苔,脉细数。方用清营汤。

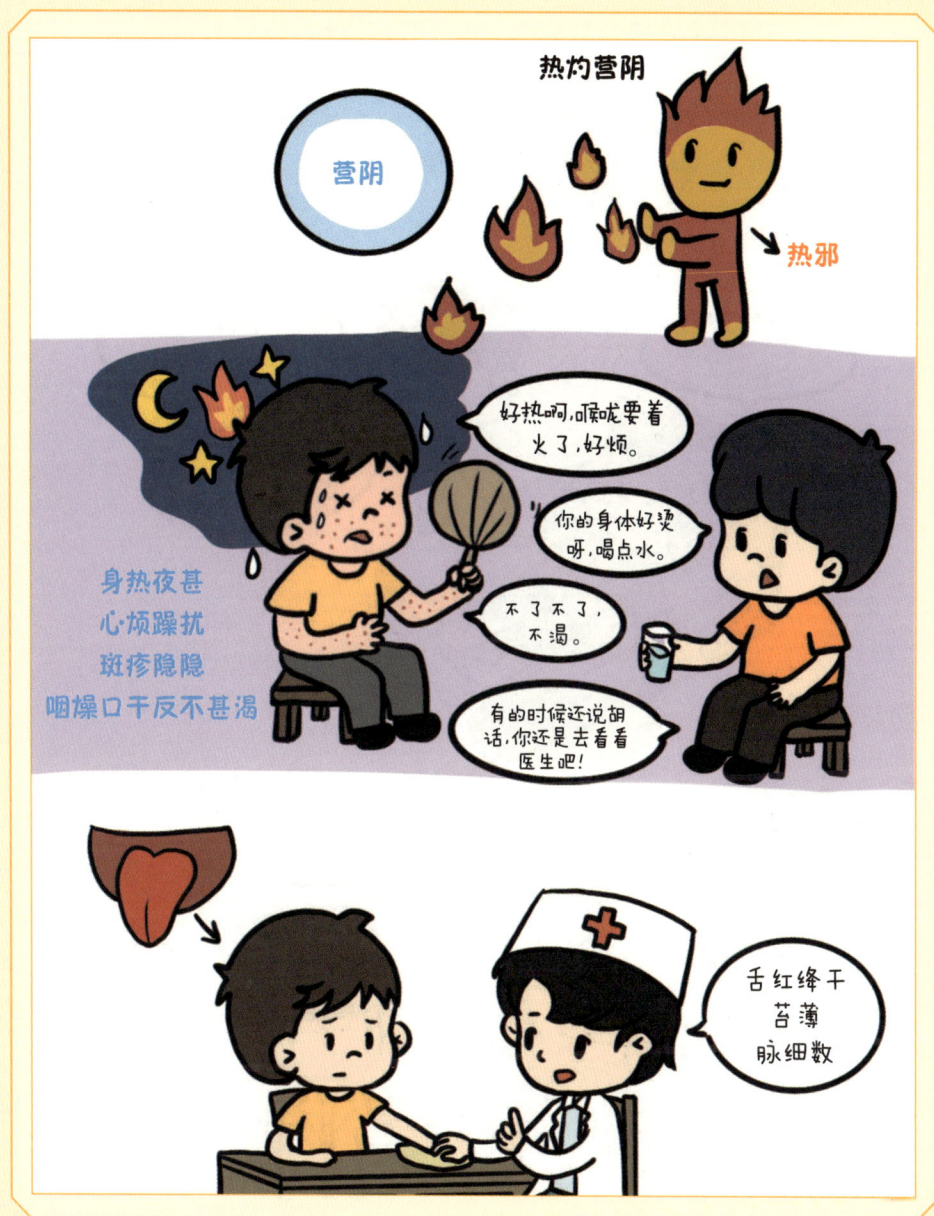

热灼营阴

营阴

热邪

好热啊,喉咙要着火了,好烦。

你的身体好烫呀,喝点水。

不了不了,不渴。

有的时候还说胡话,你还是去看看医生吧!

身热夜甚
心·烦躁扰
斑疹隐隐
咽燥口干反不甚渴

舌红绛干
苔薄
脉细数

三、热陷心包

身体灼热,神昏谵语,或昏愦不语,舌謇肢厥,舌质鲜绛,脉细数。方用清营汤送服安宫牛黄丸,或至宝丹或紫雪丹。

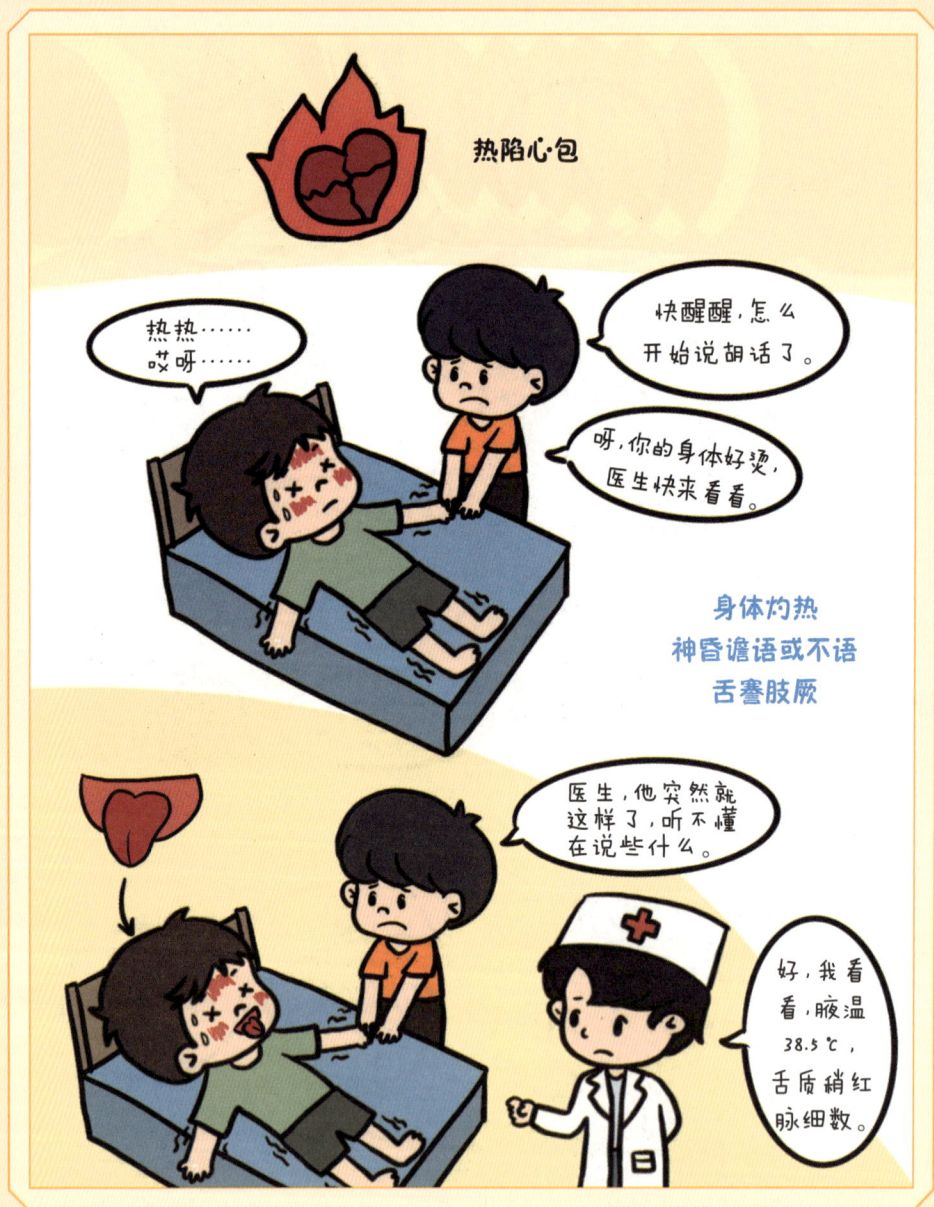

热陷心包

热热……
哎呀……

快醒醒,怎么开始说胡话了。

呀,你的身体好烫,医生快来看看。

身体灼热
神昏谵语或不语
舌謇肢厥

医生,他突然就这样了,听不懂在说些什么。

好,我看看,腋温38.5℃,舌质梢红脉细数。

四、内闭外脱

身体灼热,神志昏愦不语,汗多,蜷卧,气息短促,舌质红绛少苔,脉细数无力或散大;甚者身热骤降,烦躁不宁,呼吸浅促,面色苍白,冷汗淋漓,四肢厥冷,脉细微欲绝。方用生脉饮或参脉汤合温病三宝:安宫牛黄丸、至宝丹或紫雪丹。

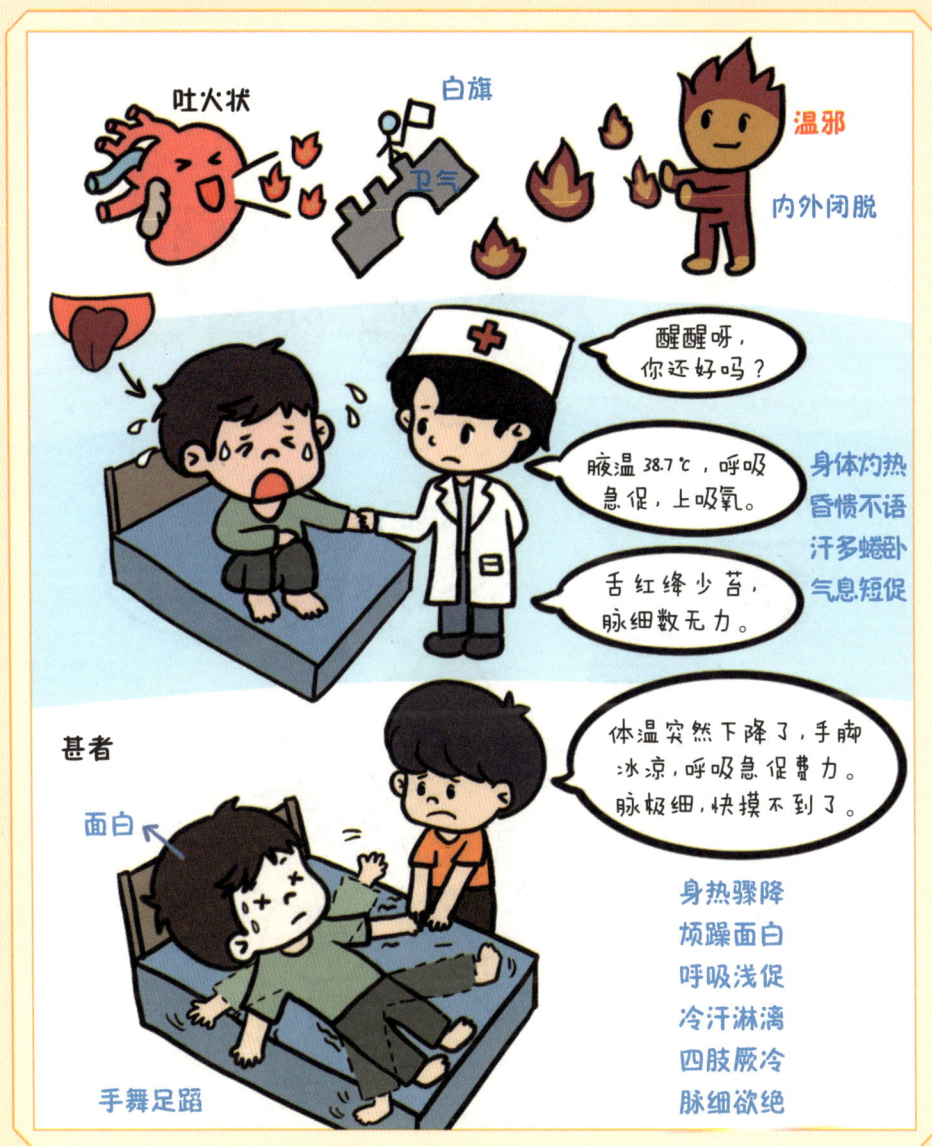

第五节　血分证治

一、热盛动血

身体灼热，躁扰不安，甚至昏狂谵妄，斑疹显露，其色深红或紫黑，或吐血、衄血、便血、尿血，舌质深绛，脉细数。方用犀角地黄汤。

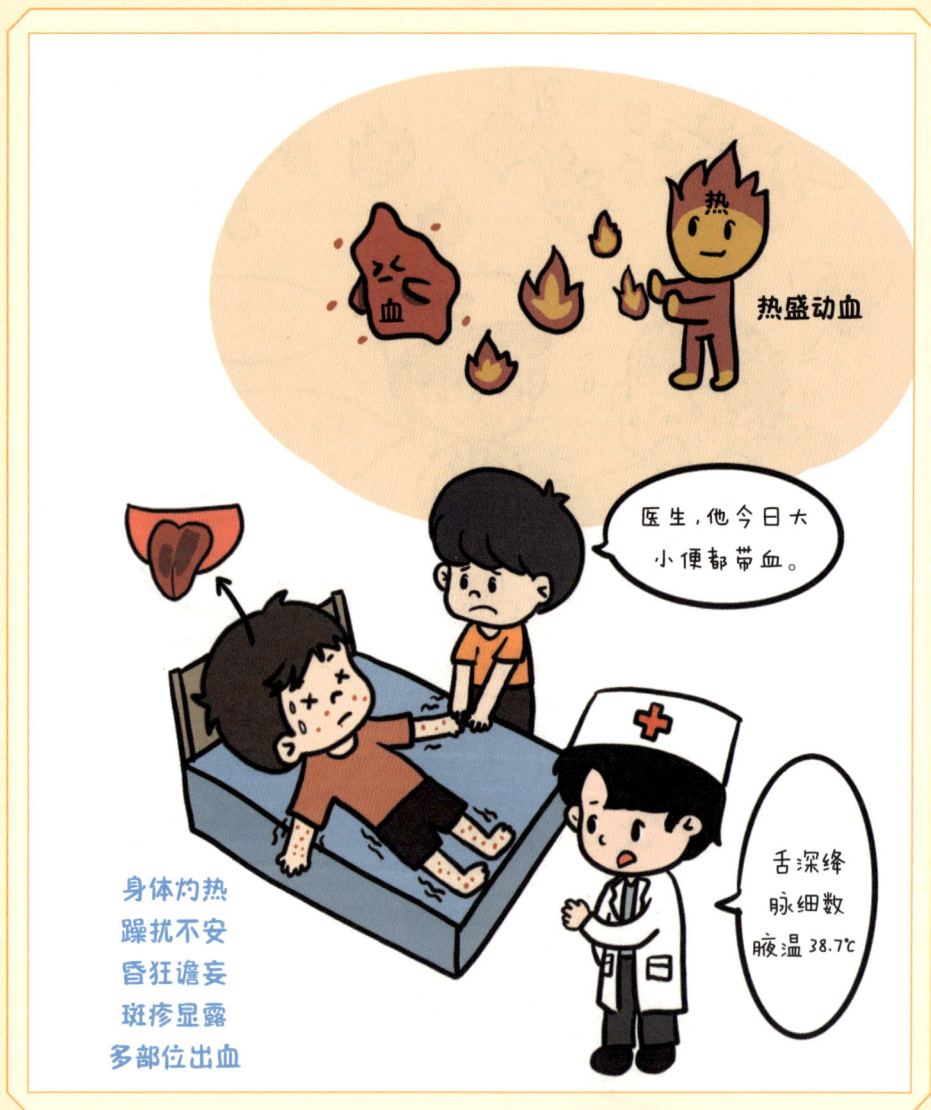

医生，他今日大小便都带血。

热

血

热盛动血

身体灼热
躁扰不安
昏狂谵妄
斑疹显露
多部位出血

舌深绛
脉细数
腋温 38.7℃

二、热与血结

身热,少腹坚满,按之疼痛,小便自利,大便闭结或色黑易下,神志如狂,时清时乱,口干漱水不欲咽,舌紫绛或有瘀斑,脉沉实而涩或细涩。方用桃仁承气汤。

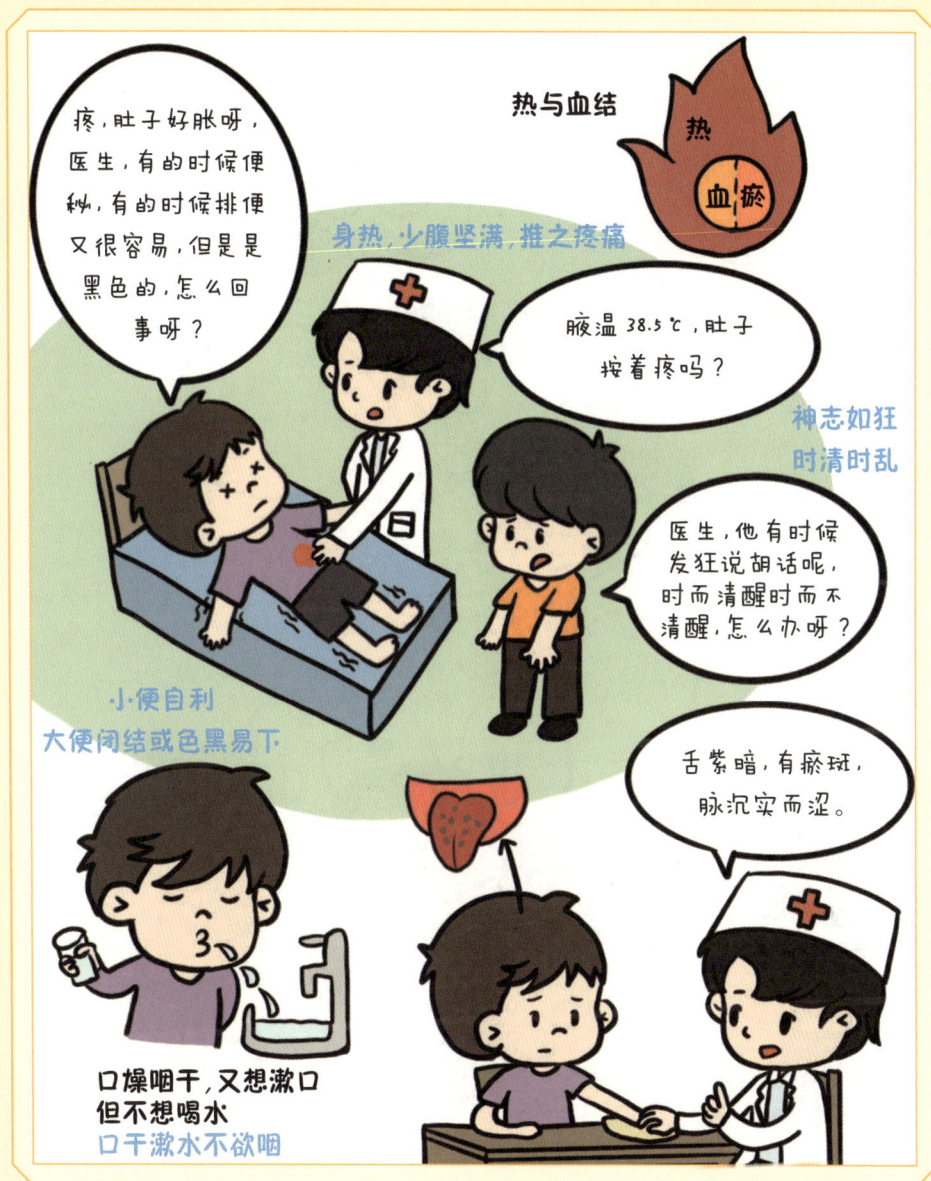

壮热,目赤,头痛,口渴饮冷,心烦躁扰,甚或谵语,斑疹隐隐;甚或大渴引饮,头痛如劈,骨节烦痛,烦躁不安,或时有谵语,甚则昏狂谵妄,或发斑吐衄、尿血便血,舌绛或深绛,苔黄燥,脉滑数、弦数或洪大有力。方用玉女煎去牛膝、熟地加细生地、元参方。

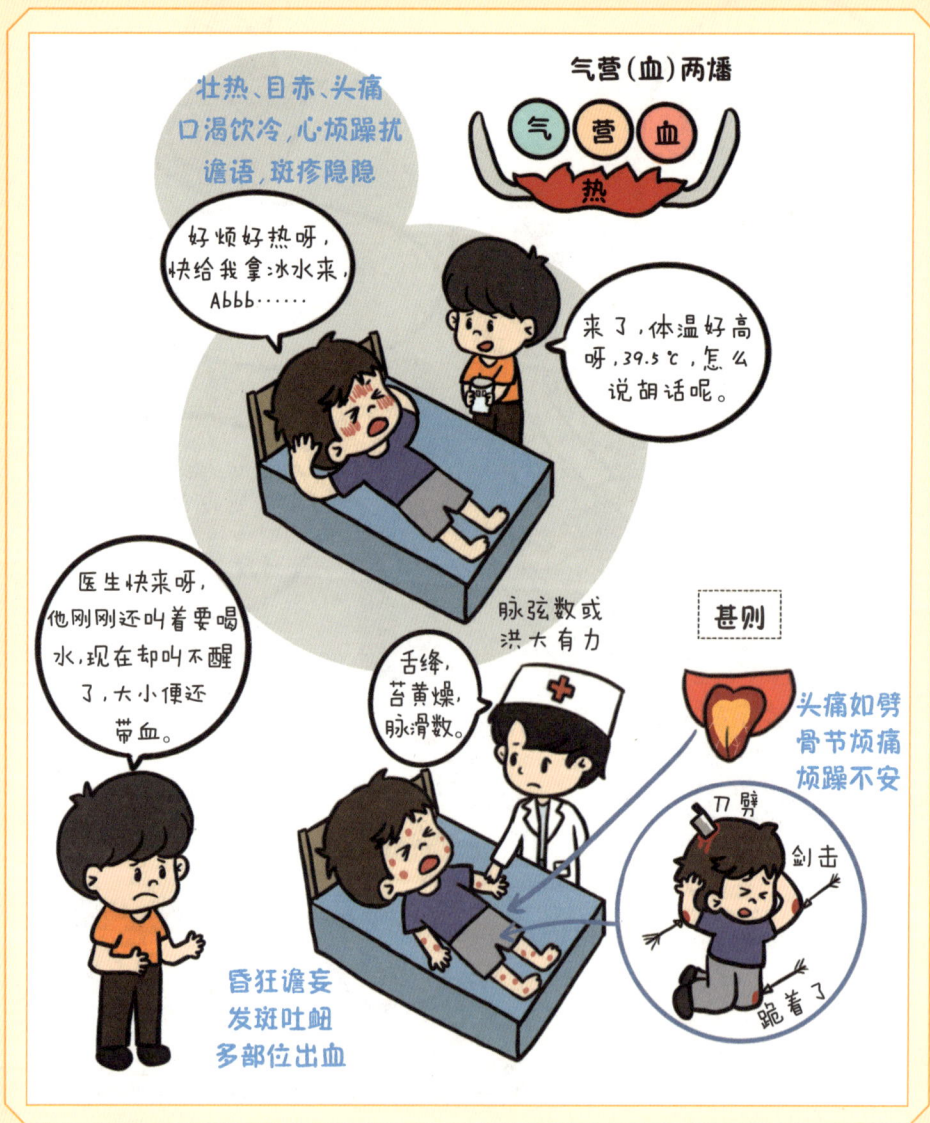

第七节　后期证治

一、肺胃阴伤

低热或不发热,神疲气短,干咳或痰少而黏,口舌干燥而渴,舌光红少苔,脉细数。方用沙参麦冬汤或益胃汤。

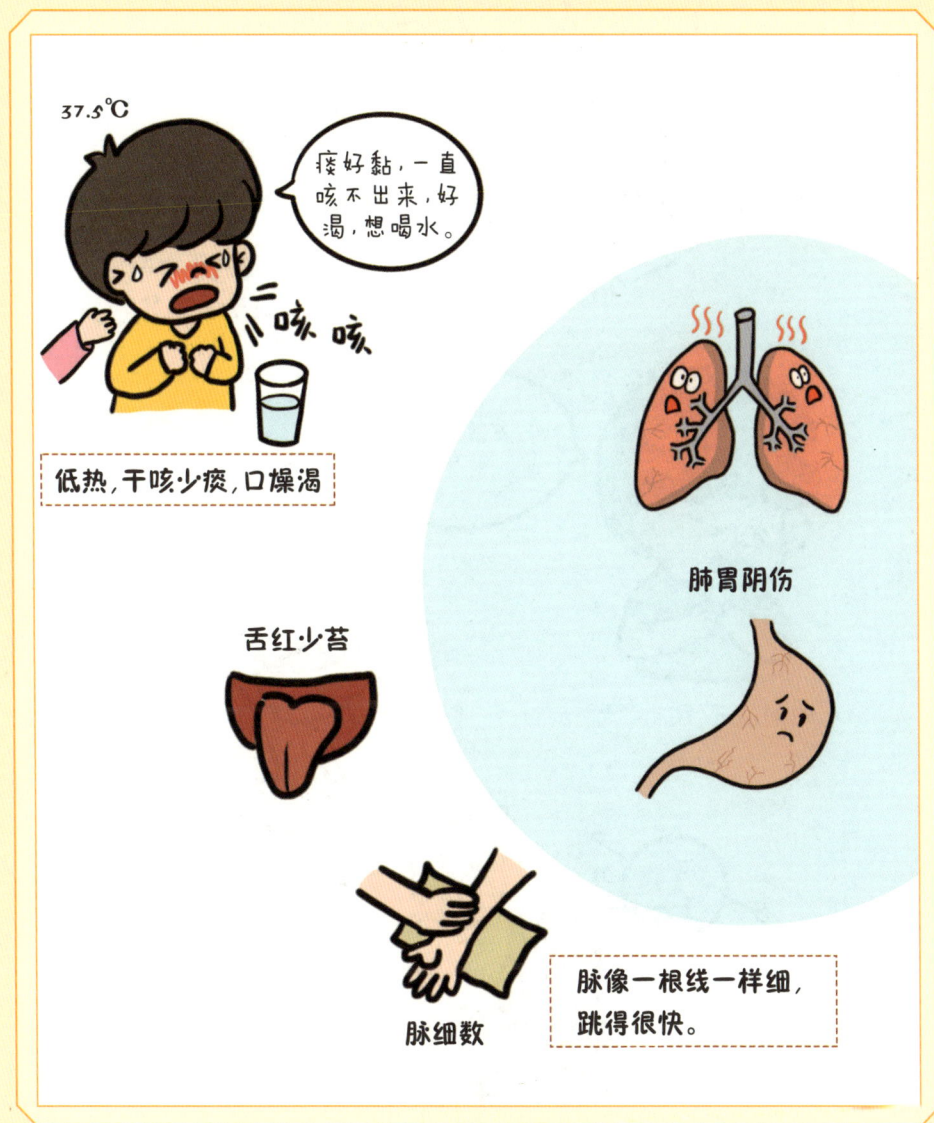

37.5℃

痰好黏,一直咳不出来,好渴,想喝水。

咳咳

低热,干咳少痰,口燥渴

肺胃阴伤

舌红少苔

脉细数

脉像一根线一样细,跳得很快。

低热,口舌干燥而渴,虚烦不眠,气短神疲,时时泛恶,纳谷不馨,舌红而干,脉细数无力。方用竹叶石膏汤。

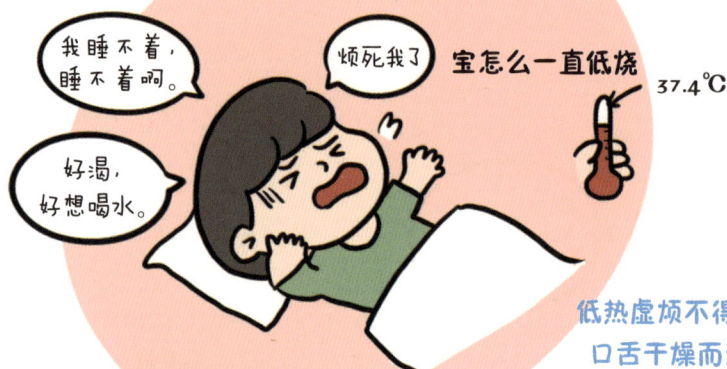

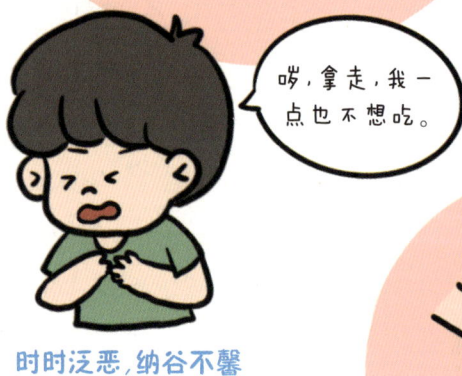

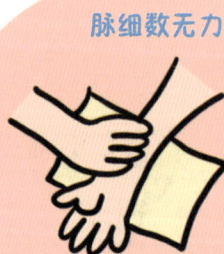

我睡不着,睡不着啊。

烦死我了

宝怎么一直低烧 37.4℃

好渴,好想喝水。

低热虚烦不得眠,口舌干燥而渴。

哎,拿走,我一点也不想吃。

时时泛恶,纳谷不馨

脉细数无力

脉像一根线一样细,跳得很快,但是没啥力。

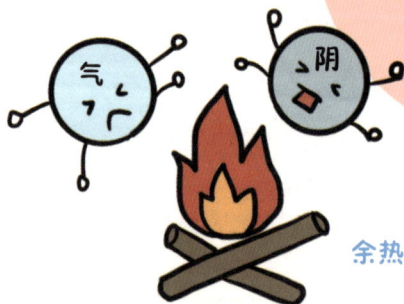

气

阴

余热未清,气阴两伤

三、暑伤津气

身热心烦,小溲色黄,气短神疲,自汗,口渴,舌红苔黄燥,脉无力。方用王氏清暑益气汤。

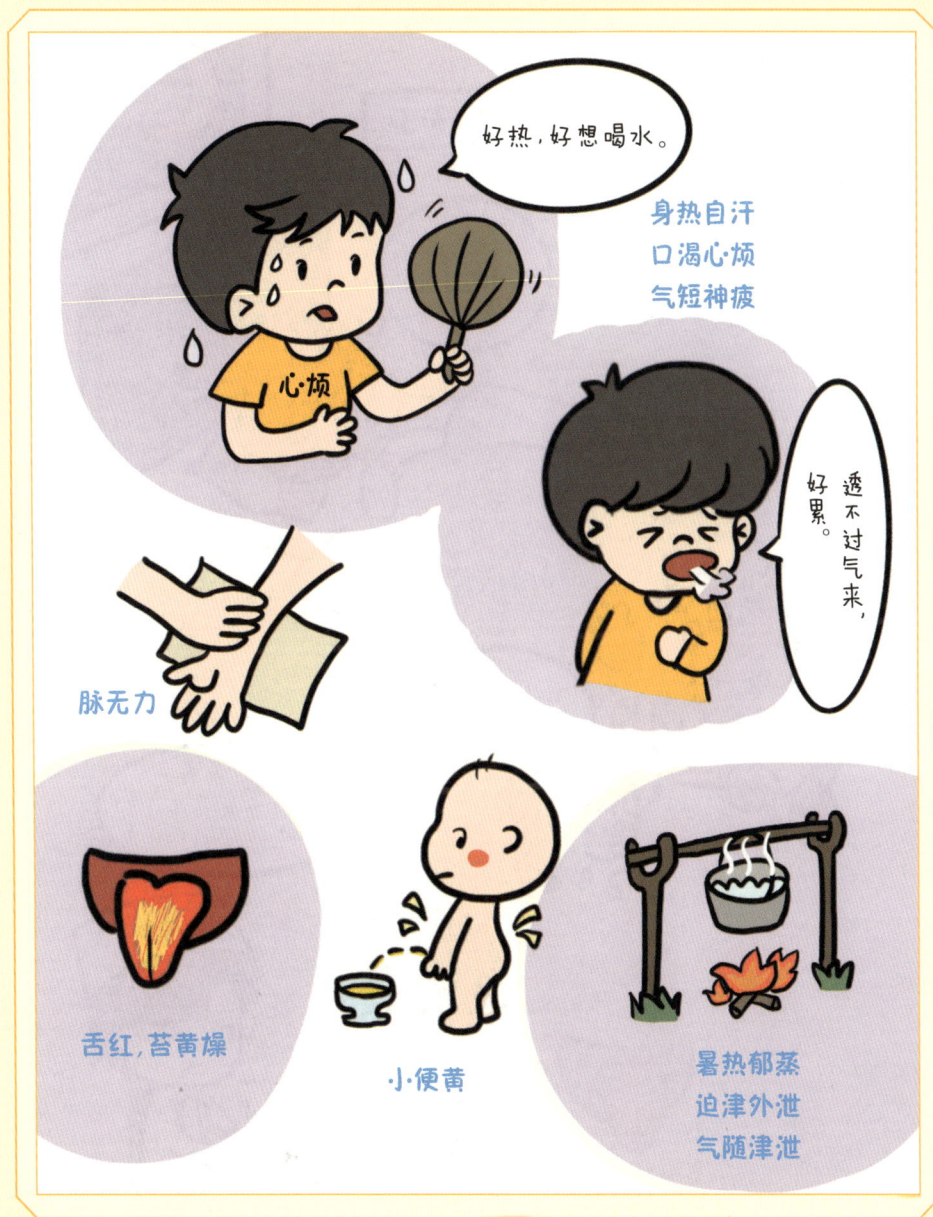

好热,好想喝水。

身热自汗
口渴心烦
气短神疲

透不过气来,好累。

脉无力

舌红,苔黄燥

小便黄

暑热郁蒸
迫津外泄
气随津泄

四、阴虚火炽

身热,心烦不寐,咽干口燥,舌红,苔黄或薄黑而干,脉细数。方用黄连阿胶汤。

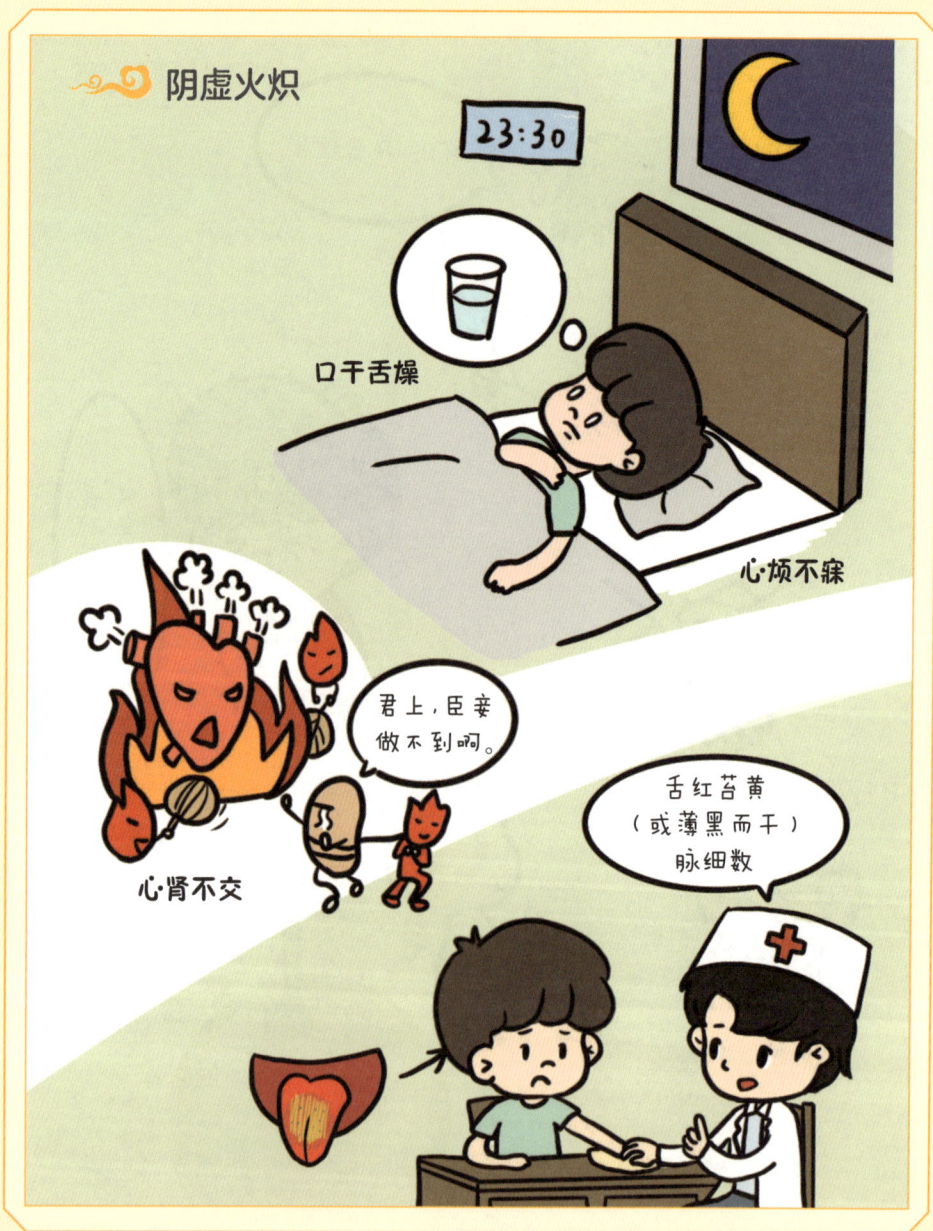

阴虚火炽

23:30

口干舌燥

心烦不寐

心肾不交

君上,臣妾做不到啊。

舌红苔黄
(或薄黑而干)
脉细数

五、邪留阴分

夜热早凉,热退无汗,能食形瘦,舌质红,无苔或少苔,脉沉细,略数。方用青蒿鳖甲汤。

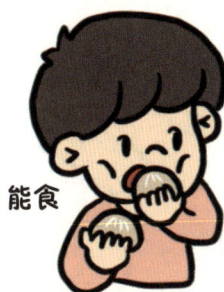

能食

能食,消瘦

哦,怎么瘦了这么多。

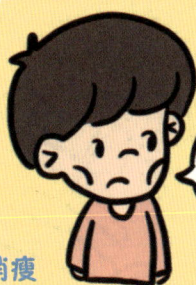

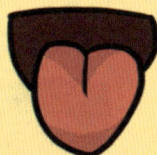

舌红少苔或无苔

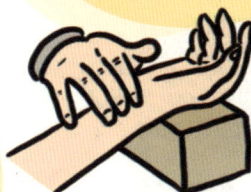

重按才能摸到脉,细得像线一样,跳得有点快。

脉沉细,略数

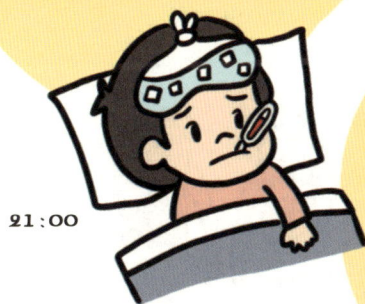

21:00
发热,白天退热,不出汗

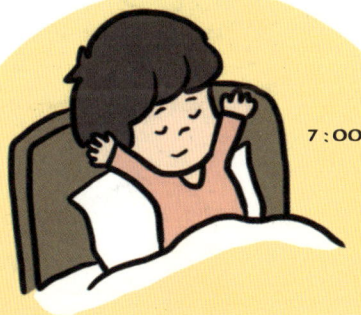

7:00
夜热早凉,热退无汗

六、真阴耗竭

持续低热,手足心较手足背热甚,精神疲倦,消瘦无力,或心中悸动不安,耳聋,口干咽燥而饮水不解,牙齿干燥无光泽,舌干绛或枯绛而干,无苔,脉虚细。方用加减复脉汤。

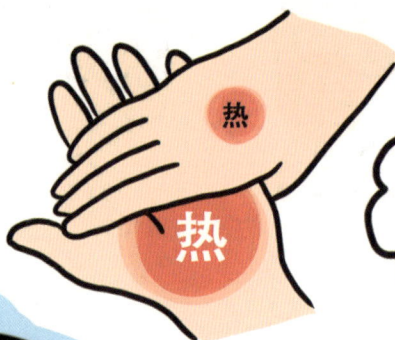

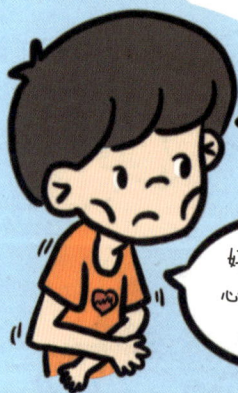

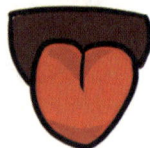

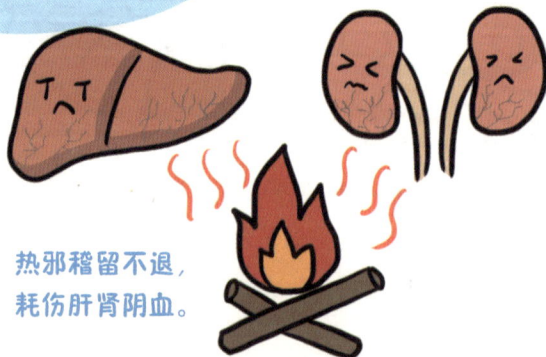

阳明腑实与真阴耗伤的鉴别

风温、温热、温疫、温毒、冬温,邪在阳明久羁,或已下,或未下,身热面赤,口干舌燥,甚则齿黑唇裂,脉沉实者,仍可下之;脉虚大,手足心热甚于手足背者,加减复脉汤主之。

「阳明腑实」

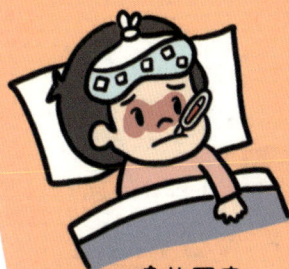

身热面赤

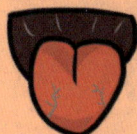

口舌干燥

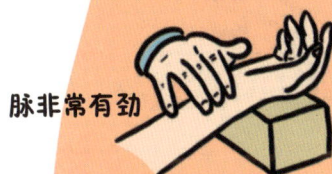

脉非常有劲

脉沉实

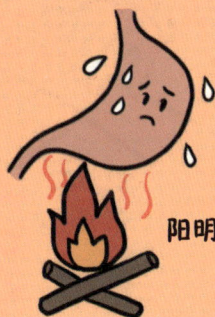

阳明-胃

「真阴耗伤」

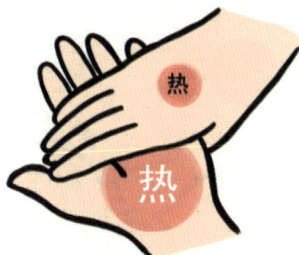

手足心热甚于手足背者

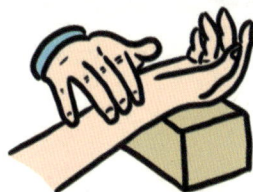

脉没力气,摸着还大

脉虚大

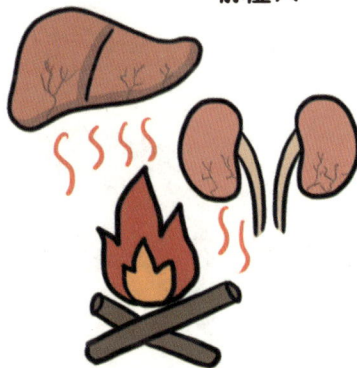

邪热稽留不退,耗伤肝肾阴血

59

七、虚风内动

低热,形消神倦,咽干齿黑,手足蠕动,甚或瘛疭,心悸或心中憺憺大动,甚则心中痛,时时欲脱。舌干绛,脉虚细无力。方用三甲复脉汤、大定风珠。

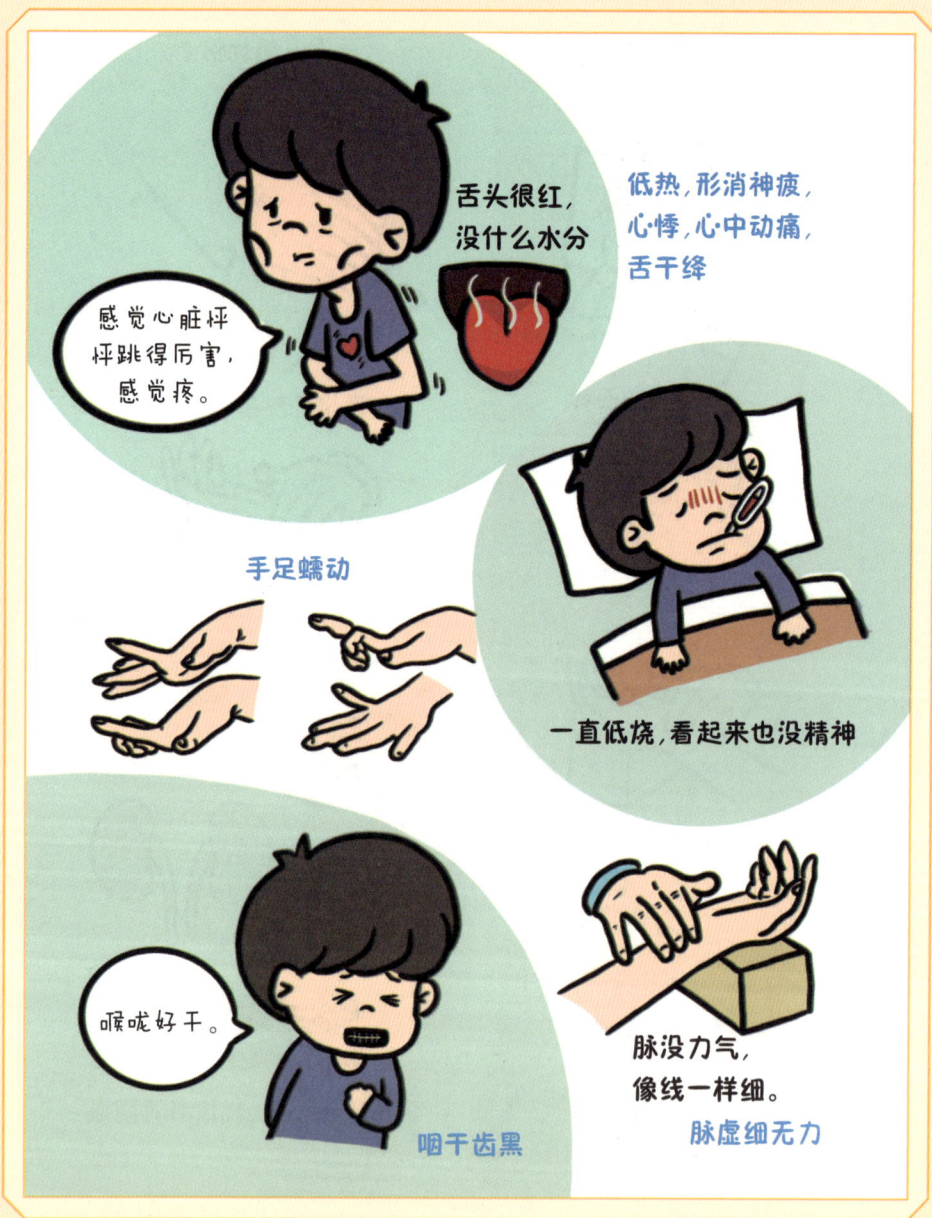

八、化源欲绝

骤然大汗淋漓,烦躁不安,喘喝不止,鼻翼煽动,甚则咳唾粉红色血水,脉散乱欲绝或散大而芤。方用加减复脉汤合生脉散或参附汤加减。

化源欲绝

大汗淋漓
烦躁不安
喘咳不止

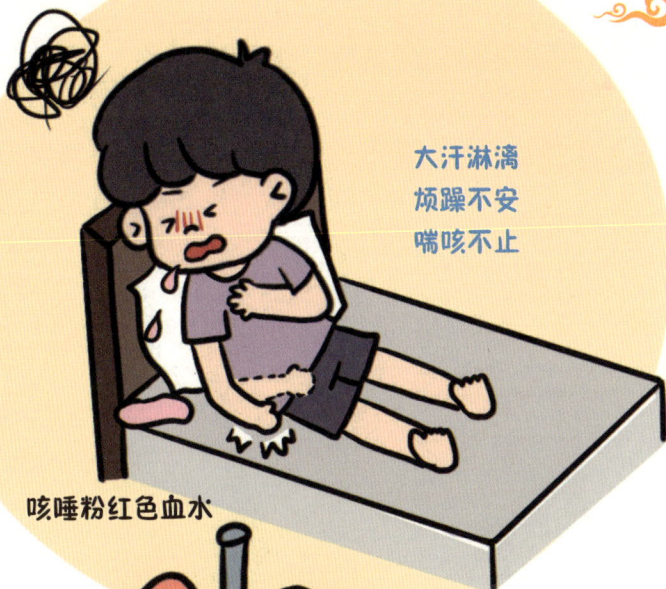

咳唾粉红色血水

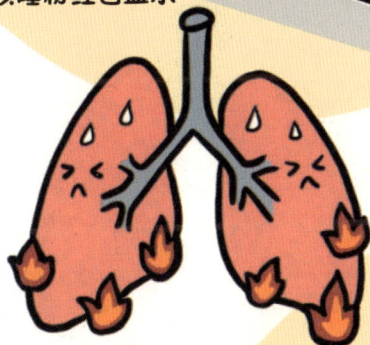

温邪迫汗外泄
肺亡气而绝

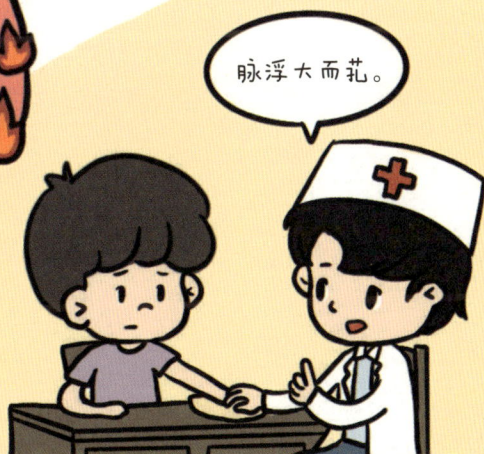

脉浮大而芤。

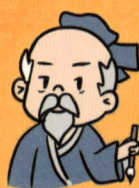

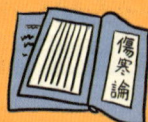

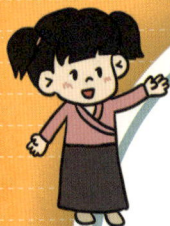

第四章

湿热类温病

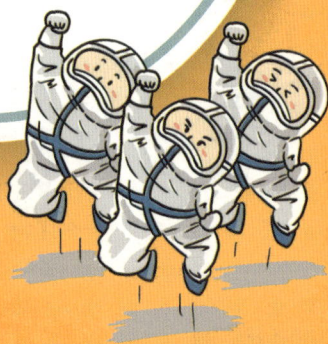

第一节 概述

一、湿热证提纲

湿热证，始恶寒，后但热不寒，汗出胸痞，舌白，口渴不引饮。

一开始的我是那么怕冷，现在只想脱衣服吹空调。

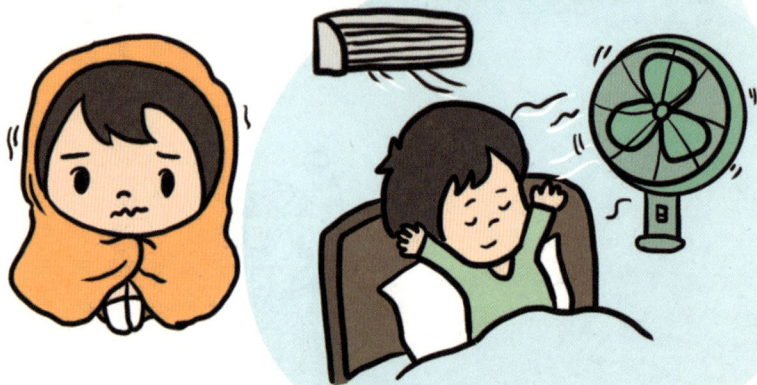

始恶寒，后但热不寒

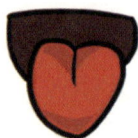

舌苔白腻

水拿走
我不爱喝

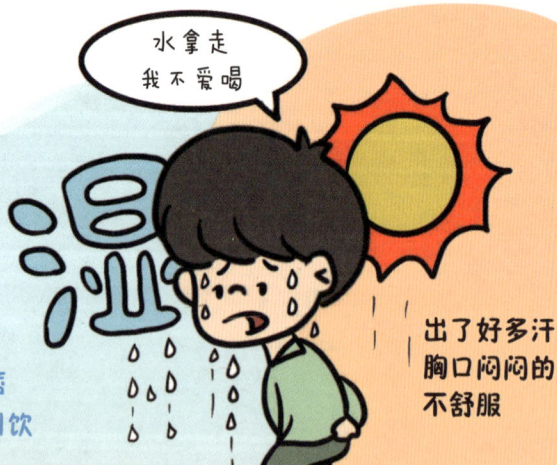

汗出胸痞
口渴不引饮

出了好多汗
胸口闷闷的
不舒服

二、湿热病的治疗原则

且吾吴湿邪害人最广,如面色白者,须要顾其阳气,湿胜则阳微也,法应清凉,然到十分之六七,即不可过于寒凉,恐成功反弃,何以故耶? 湿热一去,阳亦衰微也;面色苍者,须要顾其津液,清凉到十分之六七,往往热减身寒者,不可就云虚寒,而投补剂,恐炉烟虽熄,灰中有火也,须细察精详,方少少与之,慎不可直率而往也。又有酒客里湿素盛,外邪入里,里湿为合。在阳旺之躯,胃湿恒多;在阴盛之体,脾湿亦不少,然其化热则一。热病救阴犹易,通阳最难,救阴不在血,而在津与汗,通阳不在温,而在利小便,热较之杂证,则有不同也。

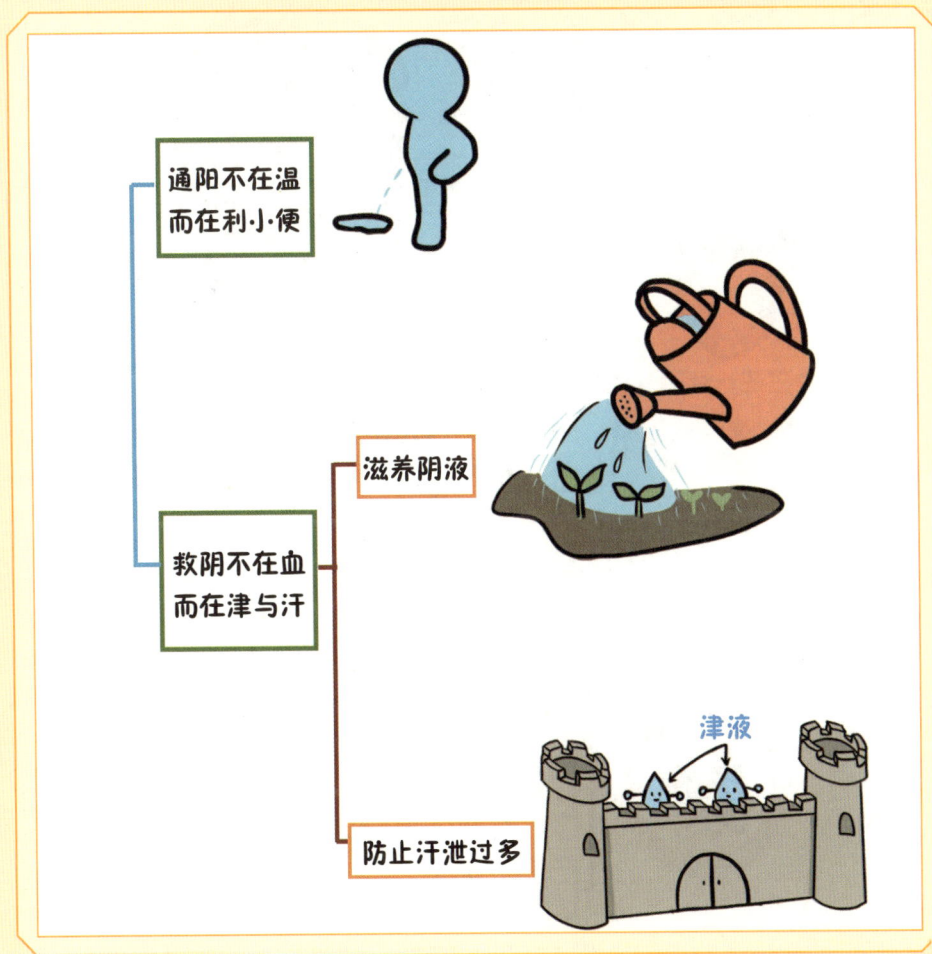

通阳不在温
而在利小便

滋养阴液

救阴不在血
而在津与汗

津液

防止汗泄过多

三、湿温初起的证治及禁忌

头痛恶寒，身重疼痛，舌白不渴，脉弦细而濡，面色淡黄，胸闷不饥，午后身热，状若阴虚，病难速已，名曰湿温。汗之则神昏耳聋，甚则目瞑不欲言。下之则洞泄。润之则病深不解。长夏深秋冬日同法，三仁汤主之。

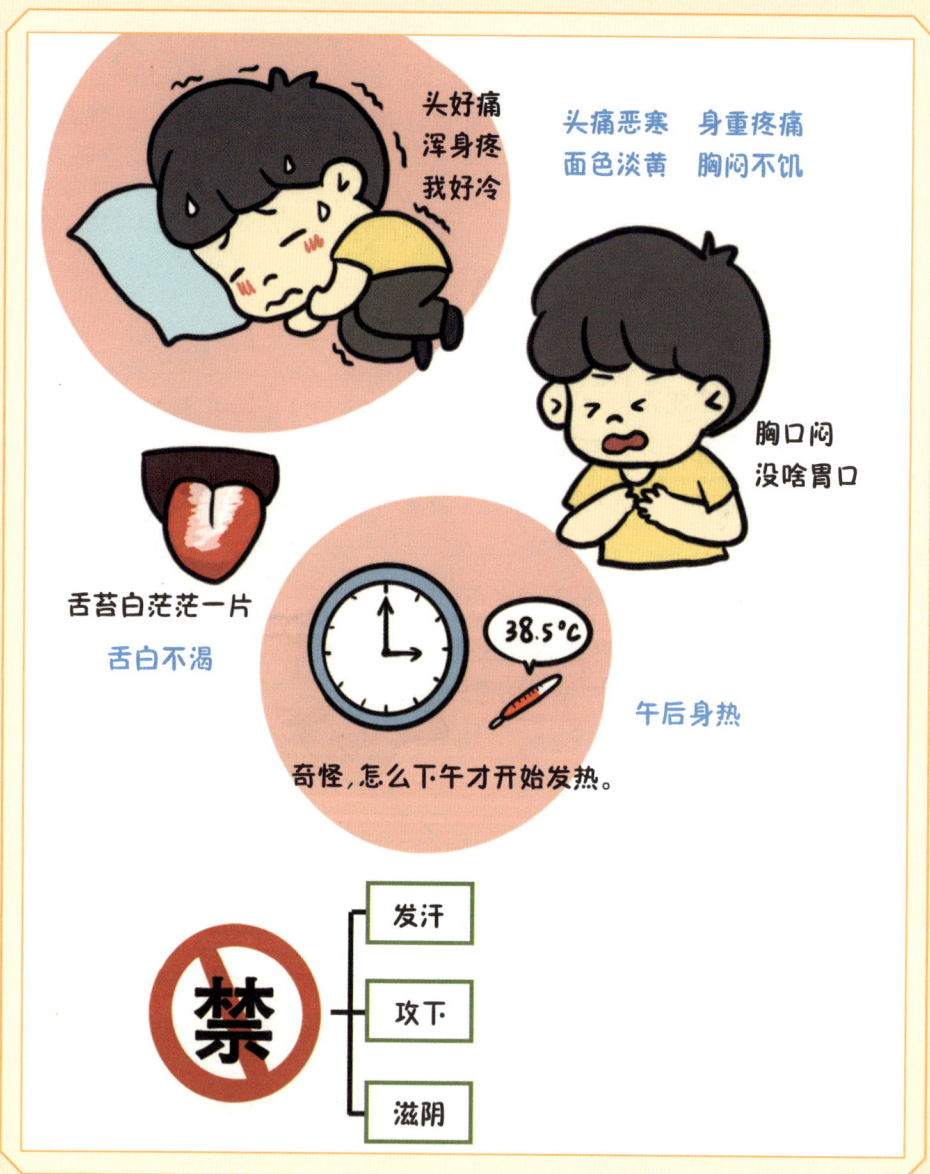

头好痛
浑身疼
我好冷

头痛恶寒　身重疼痛
面色淡黄　胸闷不饥

胸口闷
没啥胃口

舌苔白茫茫一片

舌白不渴

38.5℃

午后身热

奇怪，怎么下午才开始发热。

禁

发汗
攻下
滋阴

四、白㾦的辨治

再有一种白㾦,小粒如水晶色者,此湿热伤肺,邪虽出而气液枯也,必得甘药补之。若未至久延,气液尚在未伤,乃为湿郁卫分,汗出不彻之故,当理气分之邪。枯白如骨者多凶,气液竭也。

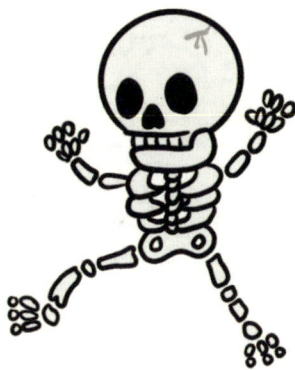
枯白如骨者多凶

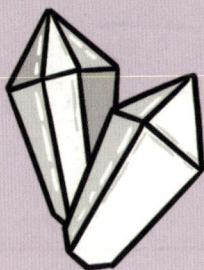
白㾦,小粒如水晶色者

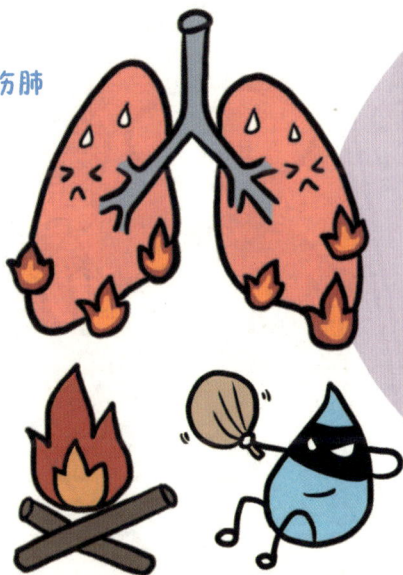
湿热伤肺

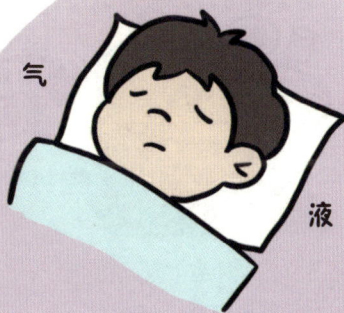
气

液

气液竭也

一、缠缠绵绵的湿温

湿温是感受湿热病邪所引起的急性外感热病,多发于长夏和初秋气候炎热雨湿较多之季。初起以湿热郁遏卫气分证为特征,以脾胃为病变中心,临床以身热不扬,身重肢倦,胸闷脘痞,苔腻为主要表现,初起阳热征象不显。

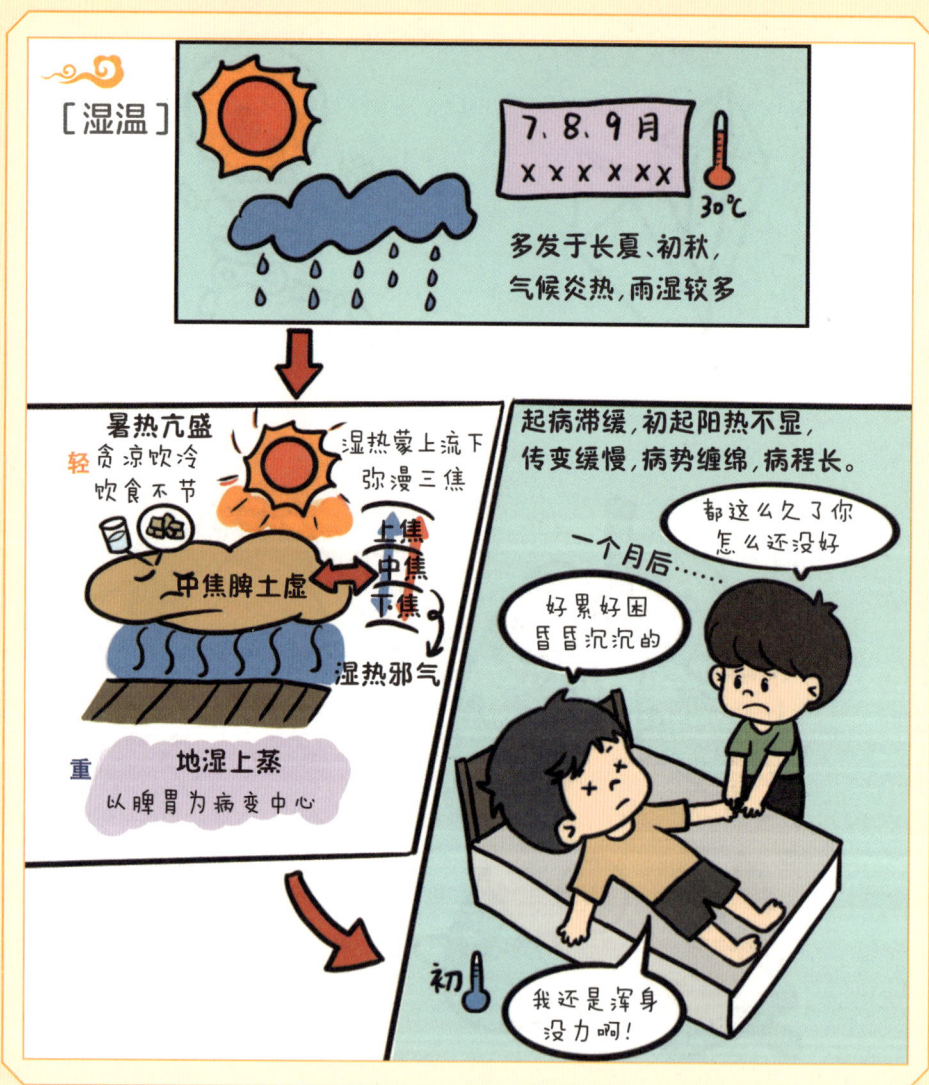

二、夏末秋初的暑湿

暑湿是感受暑湿病邪所致的急性外感热病。其特点为初起以暑湿阻遏肺卫为主要证候，临床常见身热、微恶寒、头胀、胸闷、身重肢酸等为主要表现，发病季节以夏末秋初多见。

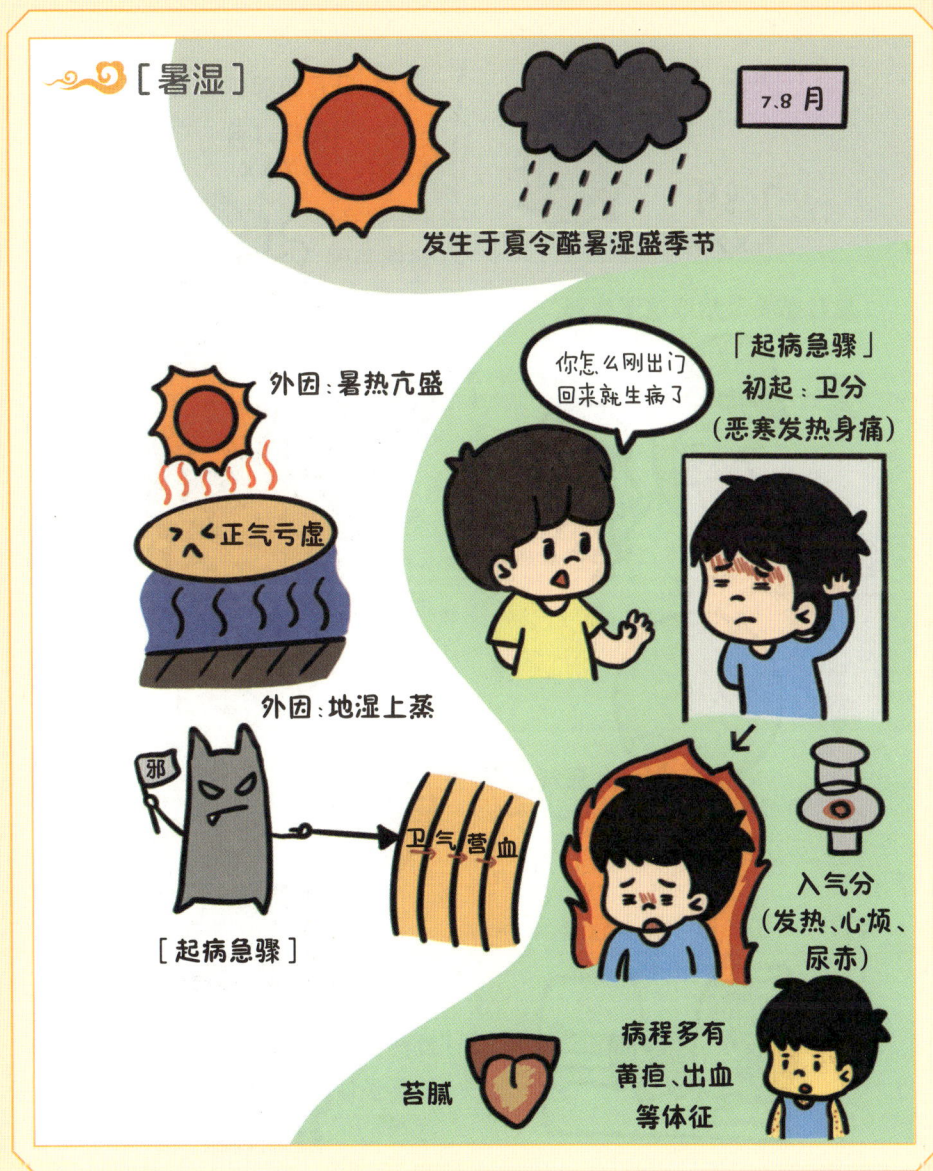

[暑湿]

7、8 月

发生于夏令酷暑湿盛季节

外因：暑热亢盛

正气亏虚

外因：地湿上蒸

邪

卫 气 营 血

[起病急骤]

苔腻

你怎么刚出门回来就生病了

「起病急骤」
初起：卫分
（恶寒发热身痛）

入气分
（发热、心烦、尿赤）

病程多有黄疸、出血等体征

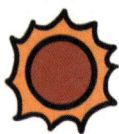

伏暑是于夏月感受暑热或暑湿病邪,邪伏体内,发于秋冬季节的急性外感热病。其特点为起病即有高热、心烦、口渴、脘痞、苔腻等暑湿郁蒸气分,或高热、口干不甚渴饮、舌绛苔少等热炽营分见证。临床以发病急、病情重、变证杂为特点。

[伏暑]

7、8月
××××

夏月感受暑热或暑湿病邪

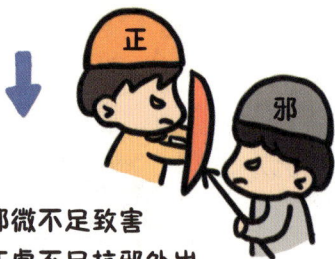

正　　邪

邪微不足致害
正虚不足抗邪外出

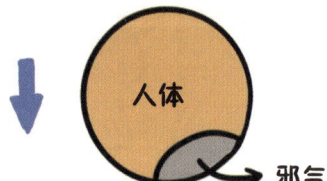

人体

邪气

邪气潜藏内伏

严重者:
1. 神昏　2. 出血斑　3. 小腹胀,尿闭

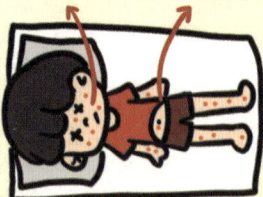

深秋,冬月时邪引动潜伏邪气

11、12、1月
××××

(冷空气)
起病急骤

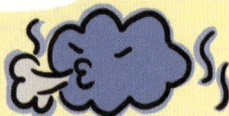

1)或见　气分热盛

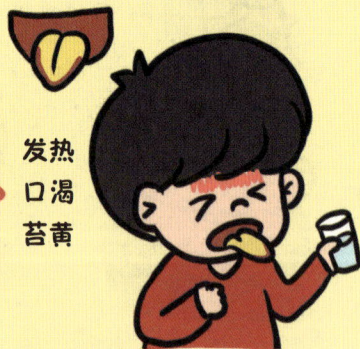

发热
口渴
苔黄

2)或见　营分热盛

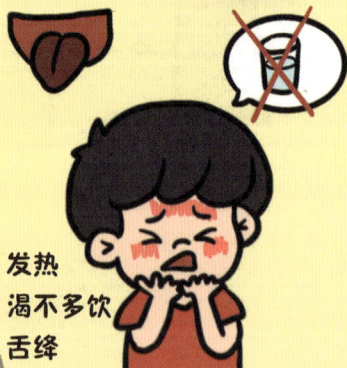

发热
渴不多饮
舌绛

第三节　卫气分证治

一、暑湿束表

发热恶寒,头痛无汗,身形拘急,胸痞心烦,舌苔薄腻。方用新加香薷饮。

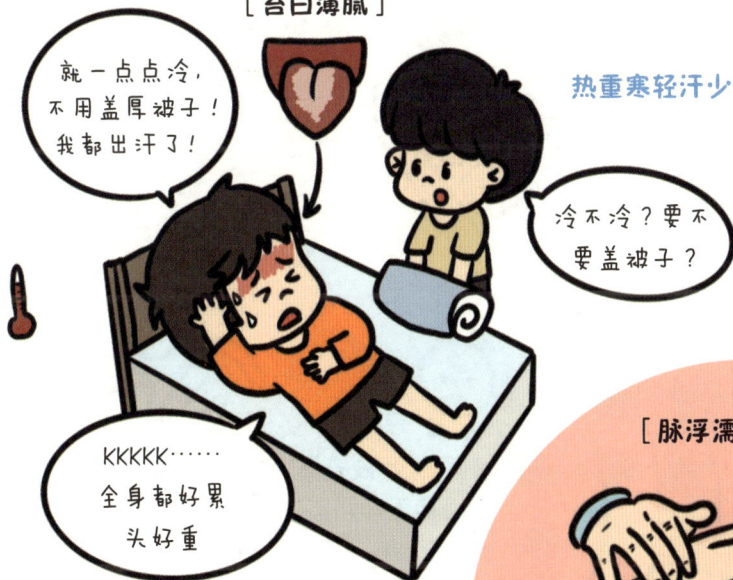

二、邪遏卫气

身热不扬,午后热势较甚,恶寒,头重如裹,无汗或少汗,身重酸困,四肢倦怠,胸闷脘痞,口不渴,苔白腻,脉濡缓。方用藿朴夏苓汤或三仁汤。

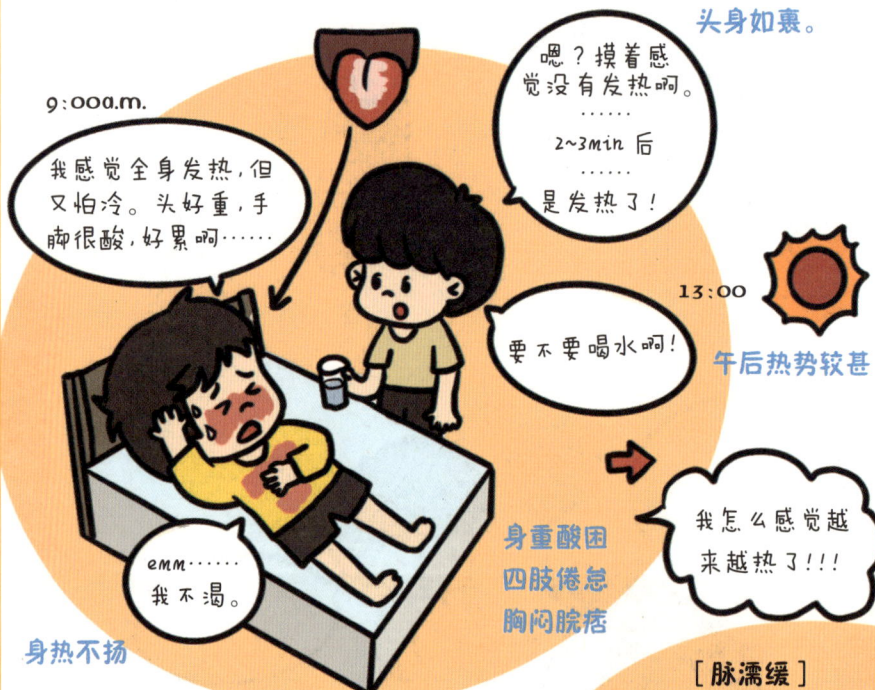

图说

温病学 ● 第四章 湿热类温病

三、邪阻膜原

寒热往来,寒甚热微,身痛有汗,手足沉重,呕逆胀满,舌苔白厚腻,浊如积粉,脉缓。方用雷氏宣透膜原法或达原饮。

[邪阻膜原证]

你怎么一会儿冷一会儿热的?

是的……但我觉得我更怕冷……

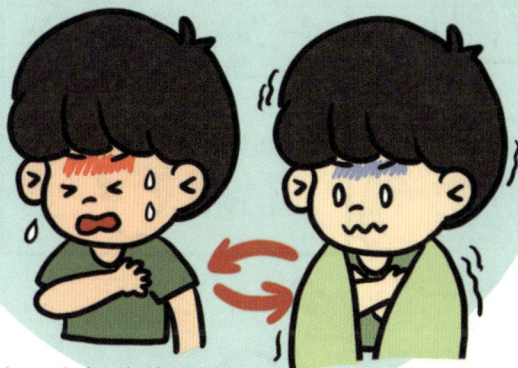

湿热秽浊之邪

[抗邪]

膜原

外通肌肉
内近脏腑
为一身之半表半里
湿浊阻于膜原

寒热往来,寒甚热微

手跟脚像拴了大石头一样,重得抬不起来。

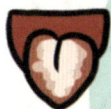

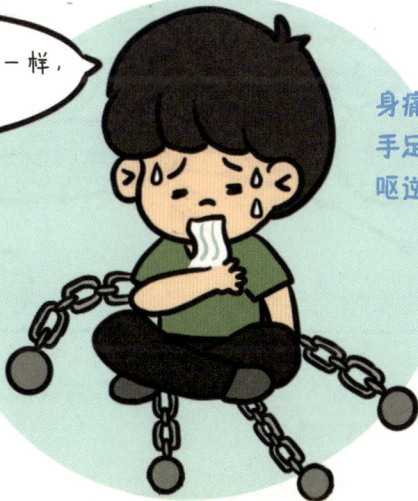

身痛有汗
手足沉重
呕逆胀满

[苔白厚腻如积粉]
脉缓

四、湿邪蒙绕三焦证治

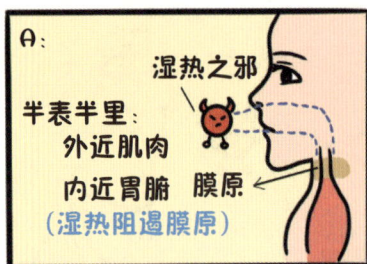

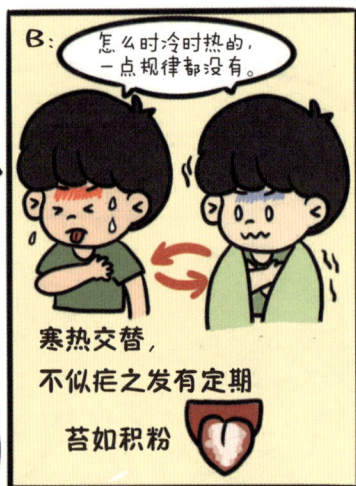

湿热证,寒热如疟,湿热阻遏膜原,宜柴胡、厚朴、槟榔、草果、藿香、苍术、半夏、干菖蒲、六一散等味。

[湿邪蒙绕三焦证治]

A:
湿热之邪
半表半里:
外近肌肉
内近胃腑 膜原
(湿热阻遏膜原)

B: 怎么时冷时热的,一点规律都没有。

寒热交替,
不似疟之发有定期
苔如积粉

C:
治:
湿浊
苍术、藿香菖蒲
中焦
苍术:燥湿健脾;藿香、菖蒲:芳化湿浊

湿热证,寒热如疟
(宜柴胡、厚朴、槟榔、草果、藿香、苍术、半夏、干菖蒲、六一散等味)

表

气机
六一散
柴胡
膜原
厚朴、槟榔、草果
半夏
里

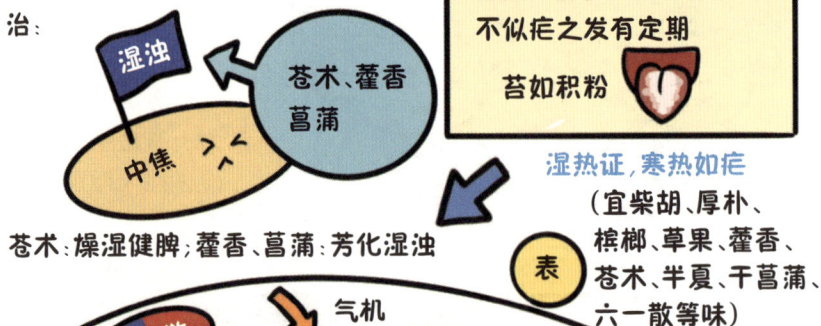

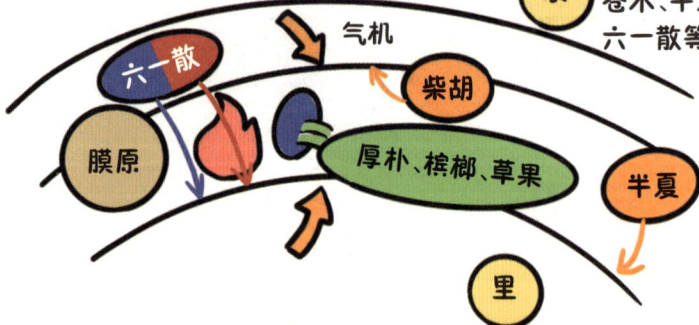

柴胡:和解枢机、透达外邪
厚朴、槟榔、草果:辛通苦燥、开泄透达湿浊
半夏:燥湿降气
六一散:清利湿热

发热恶寒,无汗头痛,肢体酸楚,口渴心烦,小溲黄赤,脘痞,苔腻,脉濡数。方用黄连香薷饮。

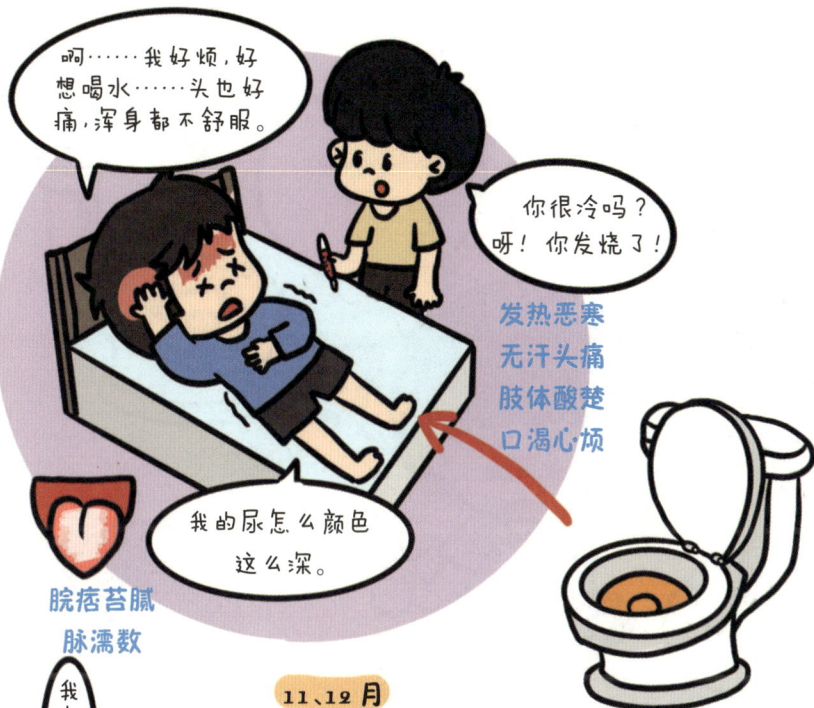

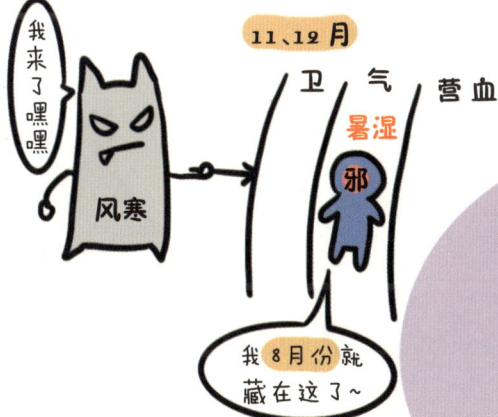

第四节　气分证治

一、湿重热轻,困阻中焦

身热不扬,胸闷脘痞,腹胀纳呆,恶心呕吐,口不渴或渴不欲饮或渴喜热饮,大便溏泄,小便浑浊,苔白腻,脉濡缓。方用雷氏芳香化浊法合三仁汤。

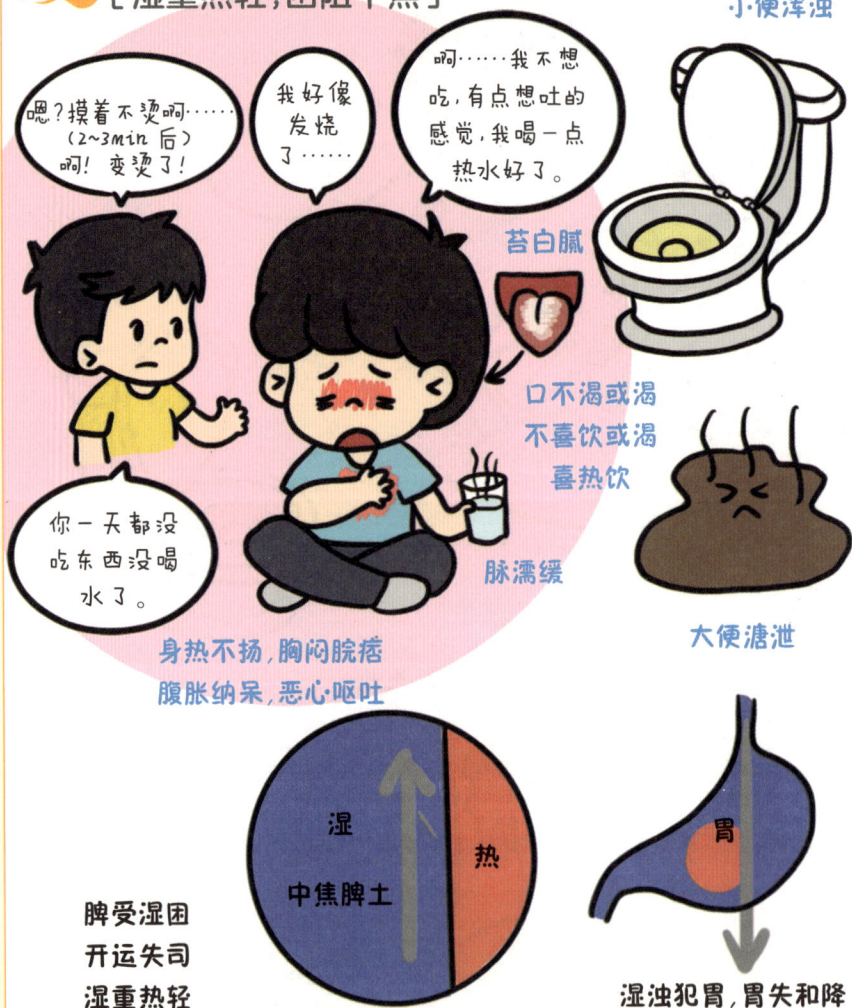

[湿重热轻,困阻中焦]

小便浑浊

嗯?摸着不烫啊……(2~3min后)啊! 变烫了!

我好像发烧了……

啊……我不想吃,有点想吐的感觉,我喝一点热水好了。

苔白腻

口不渴或渴不喜饮或渴喜热饮

你一天都没吃东西没喝水了。

脉濡缓

身热不扬,胸闷脘痞腹胀纳呆,恶心呕吐

大便溏泄

湿　热
中焦脾土

脾受湿困
升运失司
湿重热轻

胃

湿浊犯胃,胃失和降

二、湿热蕴阻中焦气分证治及禁忌

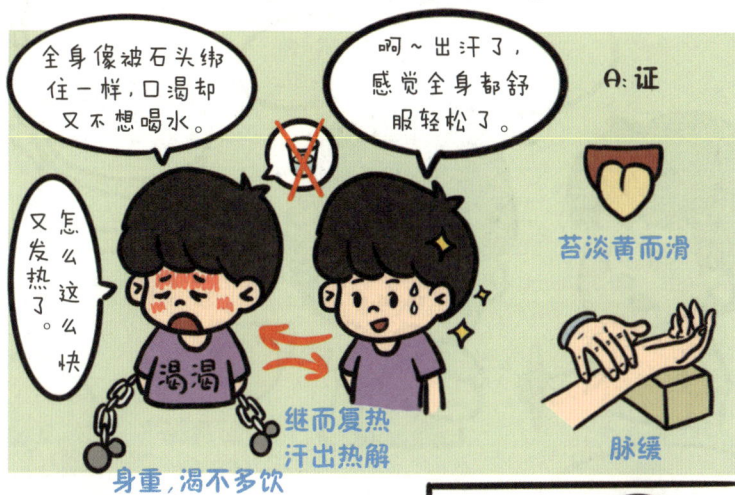

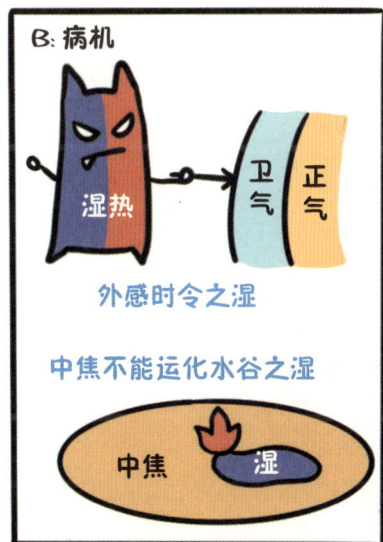

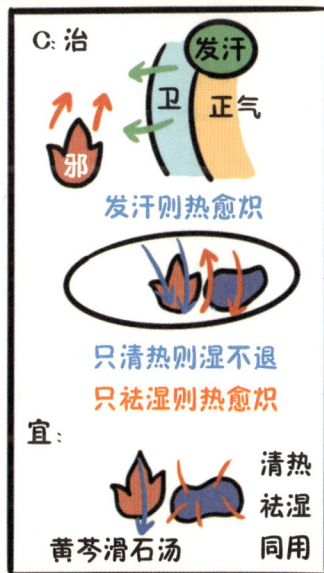

脉缓身重,舌淡黄而滑,渴不多饮,或竟不渴,汗出热解,继而复热,内不能运水谷之湿,外复感时令之湿,发表攻里,两不可施,误认伤寒,必转坏证。徒清热则湿不退,徒祛湿则热愈炽,黄芩滑石汤主之。

[湿热蕴阻中焦气分证治及禁忌]

A:证

全身像被石头绑住一样,口渴却又不想喝水。

啊~出汗了,感觉全身都舒服轻松了。

怎么又发热了这么快。

苔淡黄而滑

继而复热 汗出热解

脉缓

身重,渴不多饮

B:病机

湿热 → 卫气 正气

外感时令之湿

中焦不能运化水谷之湿

中焦 湿

C:治

发汗

卫气 正气

邪

发汗则热愈炽

只清热则湿不退
只祛湿则热愈炽

宜:

黄芩滑石汤

清热 祛湿 同用

三、湿热并重，困阻中焦

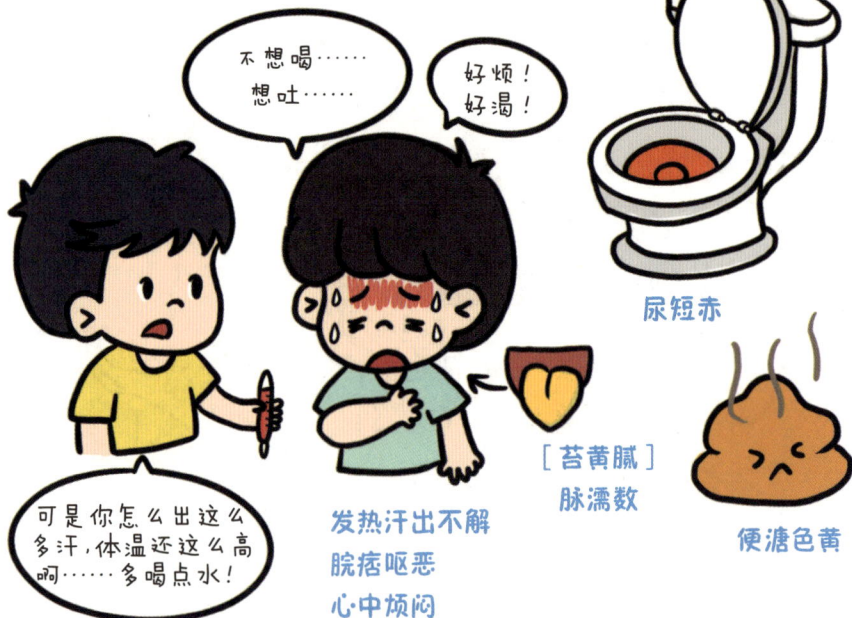

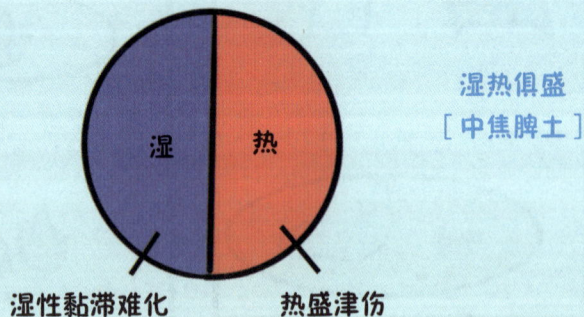

发热汗出不解，口渴不欲多饮，脘痞呕恶，心中烦闷，或见白痦，便溏色黄，小溲短赤，苔黄滑腻，脉濡数。方用王氏连朴饮。

[湿热并重，困阻中焦]

不想喝……
想吐……

好烦！
好渴！

可是你怎么出这么多汗，体温还这么高啊……多喝点水！

发热汗出不解
脘痞呕恶
心中烦闷

[苔黄腻]
脉濡数

尿短赤

便溏色黄

湿热俱盛
[中焦脾土]

湿

热

湿性黏滞难化

热盛津伤

四、热重湿轻,蕴阻中焦

壮热面赤,汗多口渴,烦躁气粗,脘痞身重,苔黄微腻,脉洪大滑数。方用白虎加苍术汤。

[热重湿轻,蕴阻中焦]

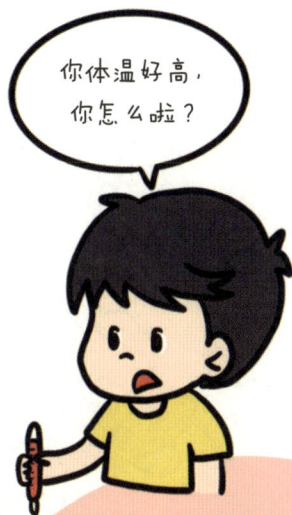

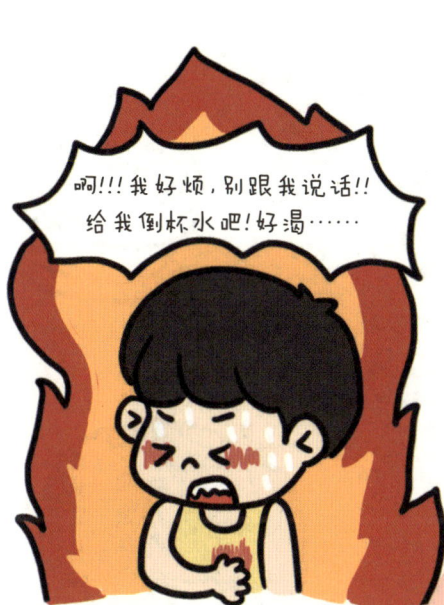

（胃胀）

壮热面赤　汗多口渴
烦躁气粗　脘痞声重

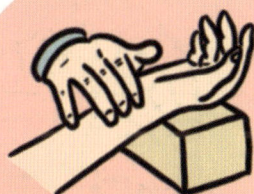

脉洪大滑数

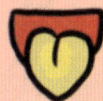

苔黄微腻

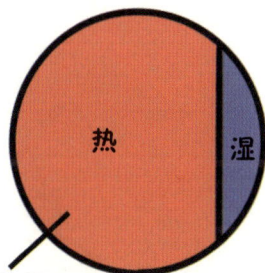

热　湿

中焦脾土

里热蒸迫,热盛伤津。

五、湿热蕴毒

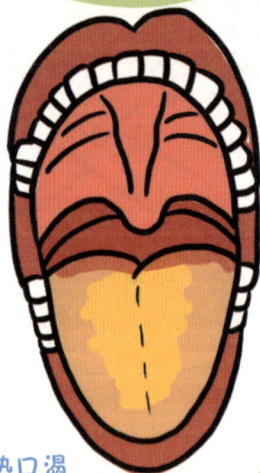

发热口渴,咽喉肿痛,小便黄赤,或身目发黄,脘腹胀满,肢酸倦怠,苔黄腻,脉滑数。方用甘露消毒丹。

[湿热蕴毒]

好热,好渴,好累
喉咙好痛……

脘腹胀满
肢酸倦怠

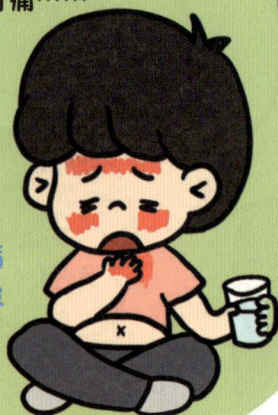

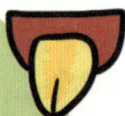

苔黄腻
脉滑数

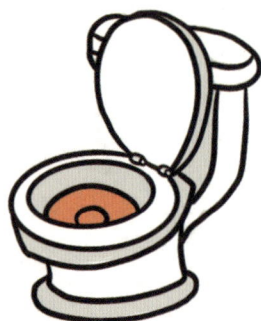

小便短赤

(或见)
身目发黄

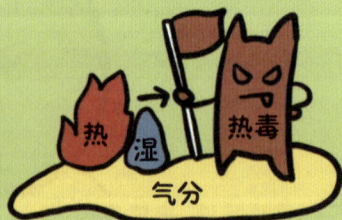

发热口渴
咽喉肿痛

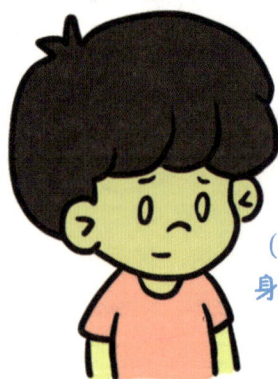

热 湿 热毒
气分

六、暑湿积滞，郁结肠道

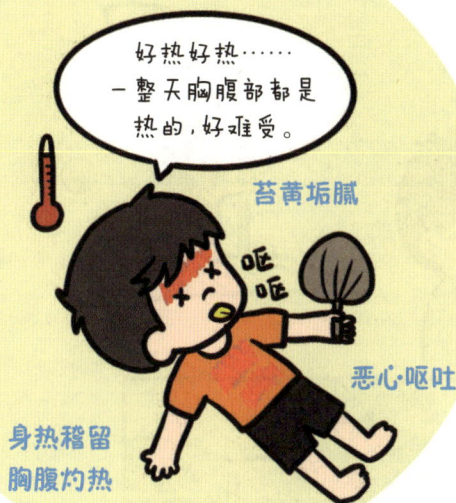

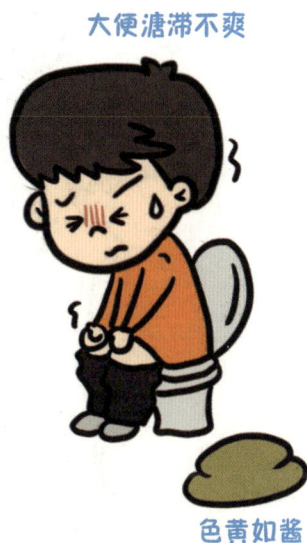

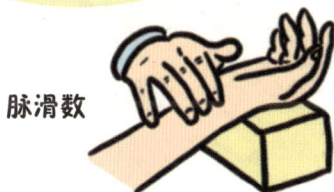

身热稽留，胸腹灼热，恶心呕吐，便溏不爽，色黄如酱，苔黄垢腻，脉滑数。方用枳实导滞汤。

[暑湿积滞，郁结肠道]

好热好热……
一整天胸腹部都是
热的，好难受。

苔黄垢腻

呕
呕

恶心呕吐

身热稽留
胸腹灼热

大便溏滞不爽

色黄如酱

脉滑数

暑湿积滞交结郁蒸

肠道传导失司

暑湿积滞互结
阻滞肠道

体温表				
t	7:00	12:00	17:00	20:00
T(℃)	38.5	39	38.6	39.2

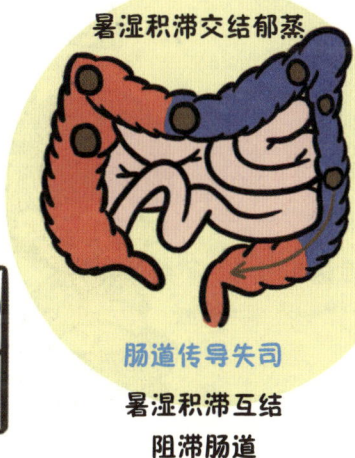

七、暑湿郁阻少阳

寒热如疟,午后身热加重,入暮尤剧,天明得汗,诸症稍减,但胸腹灼热始终不除,口渴心烦,脘痞呕恶,舌红苔薄黄而腻,脉弦数。方用蒿芩清胆汤。

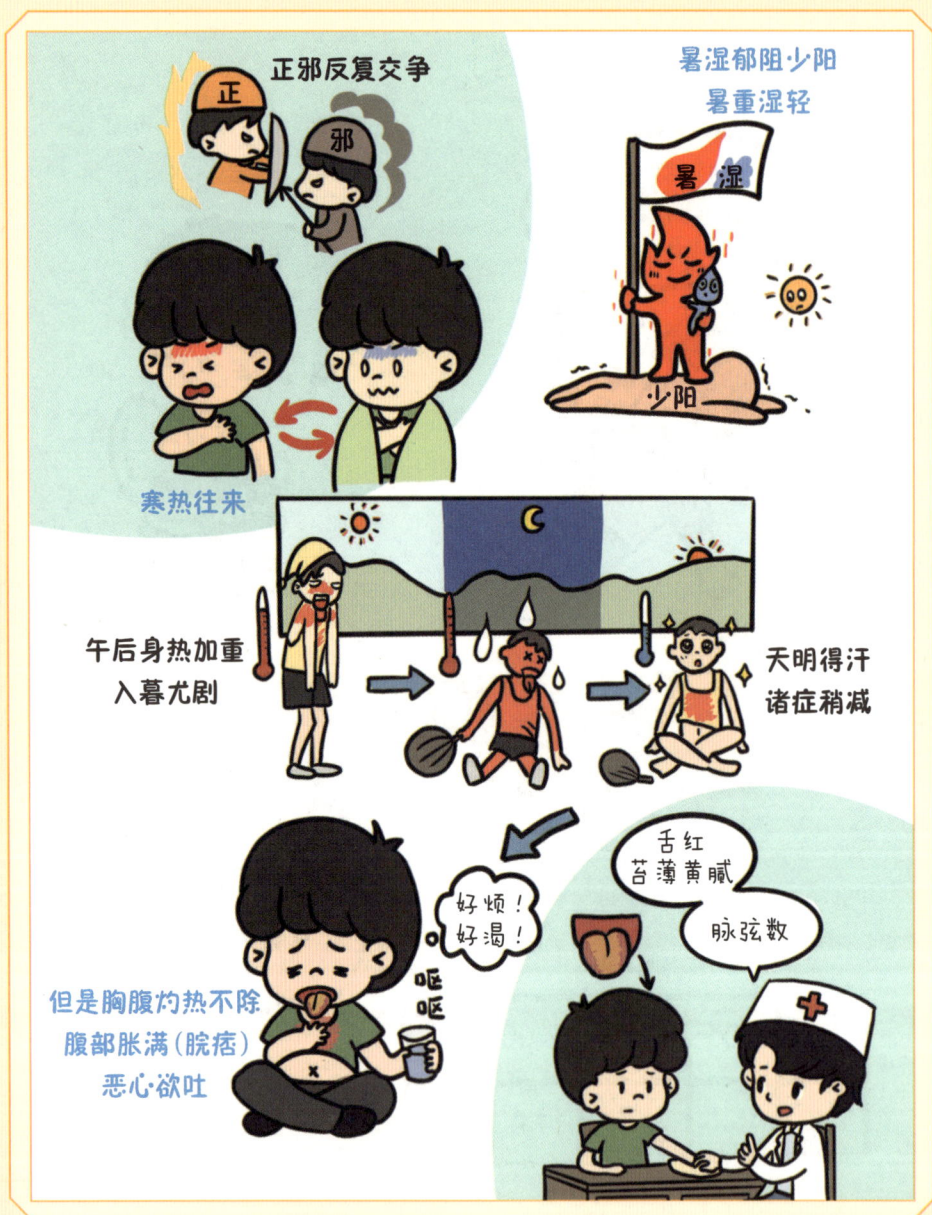

八、暑湿弥漫三焦

发热汗出口渴,面赤耳聋,胸闷喘咳,痰中带血,脘痞腹胀,下利稀水,小便短赤,舌红苔黄滑,脉滑数。方用三石汤。

九、暑湿伤气

身热自汗,烦渴胸闷,神疲肢倦,小便短赤,大便稀溏,苔腻,脉浮大无力或濡滑带数。方用东垣清暑益气汤。

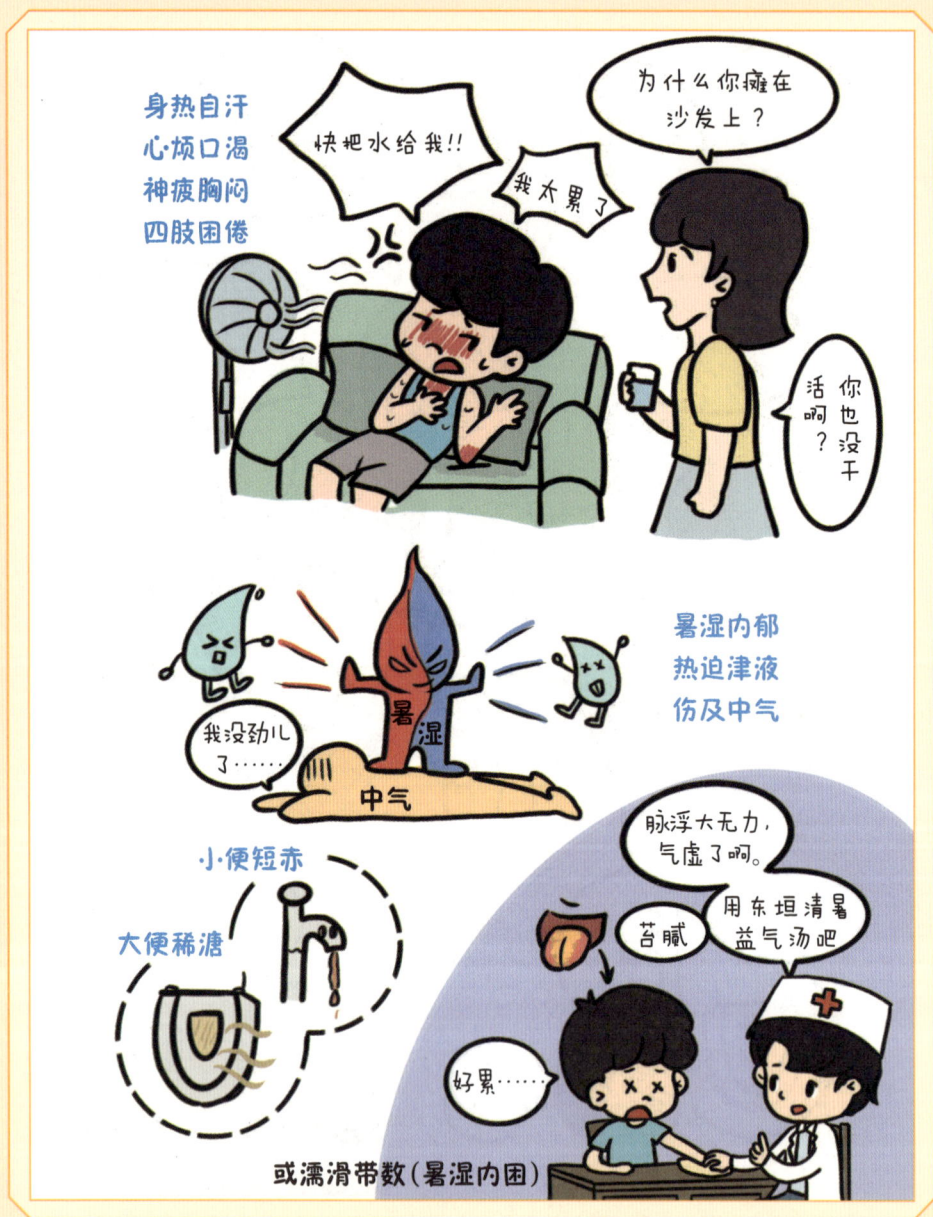

十、湿热酿痰，蒙蔽心包

身热不退，朝轻暮重，神识昏蒙，清醒之时，表情淡漠，耳聋目瞑，反应迟钝，问答间有清楚之词，昏则谵语乱言，舌红苔浊腻，脉濡滑数。方用菖蒲郁金汤送服苏合香丸或至宝丹。

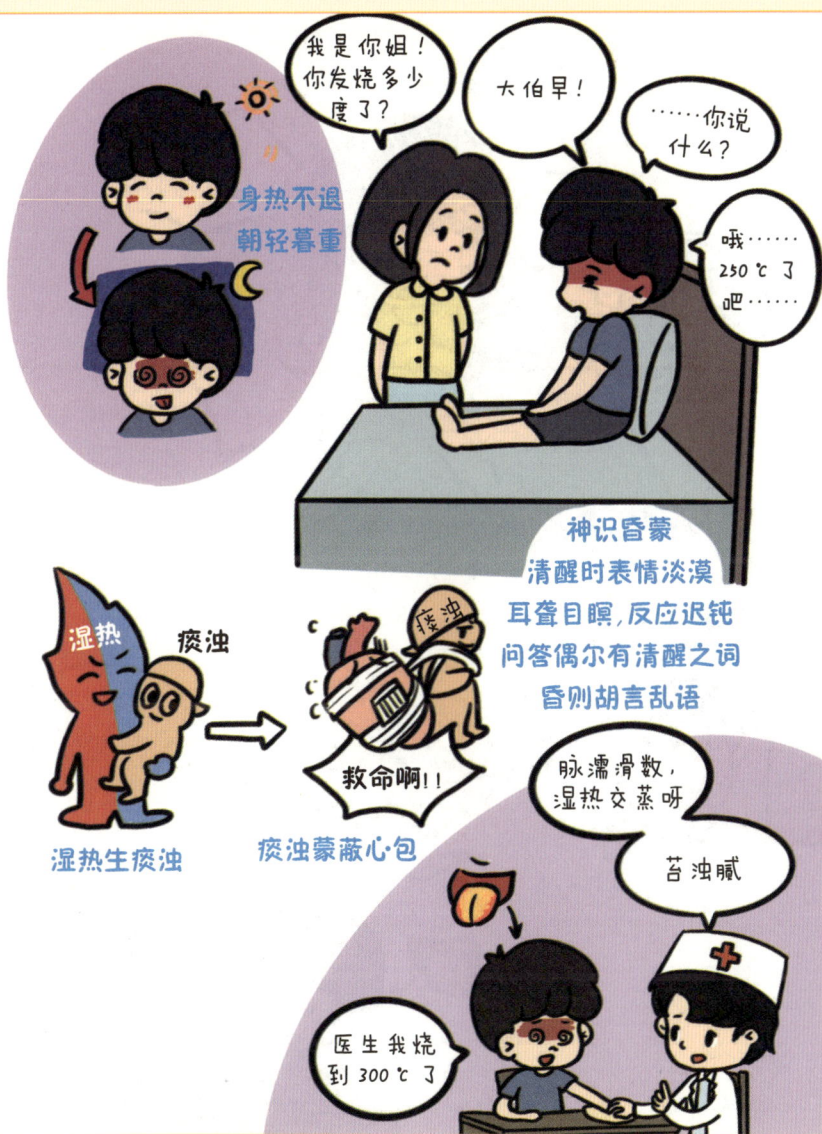

第五节 营血分证治

一、暑湿内陷心营

灼热烦躁,目合耳聋,神识不清,时有谵语或四肢抽搐,舌绛苔黄腻,脉滑数。方用清营汤合六一散,送服至宝丹。

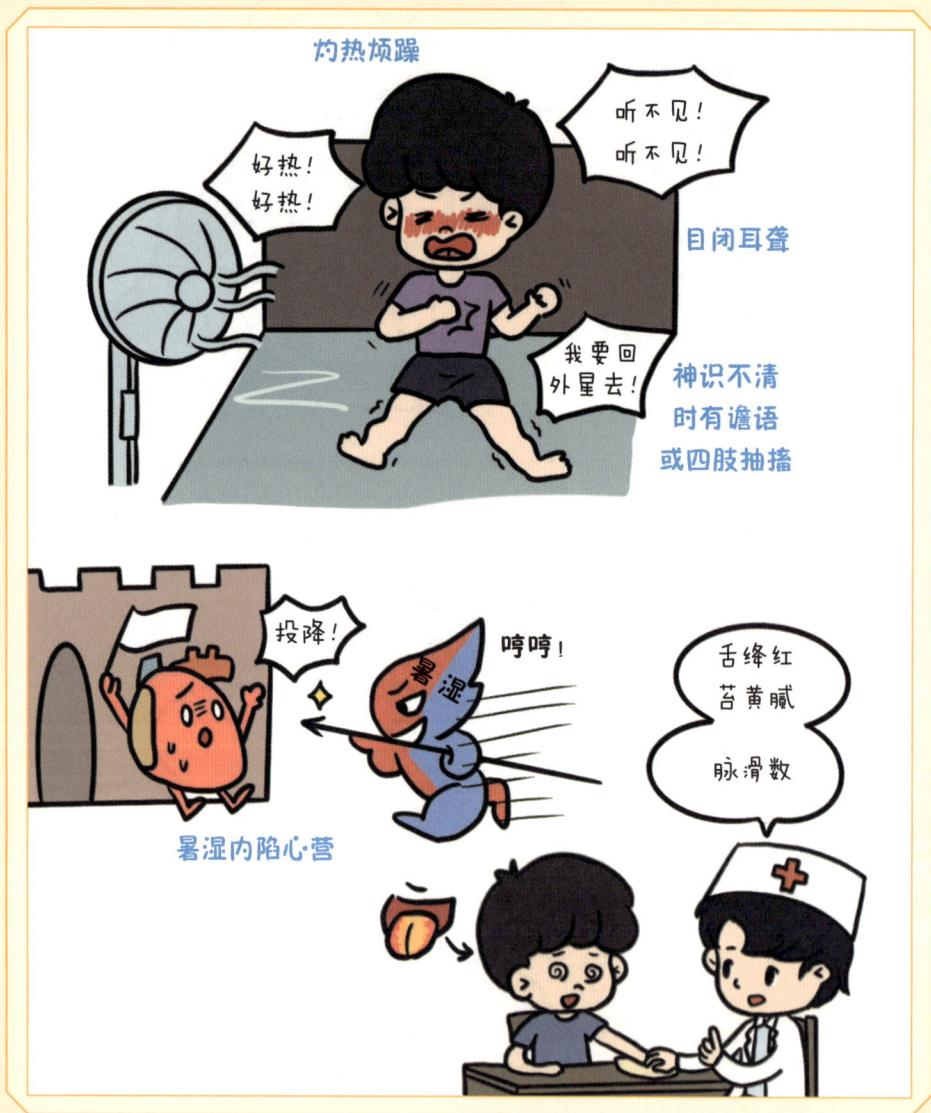

二、热闭心包，瘀阻血脉

灼热不已，神昏谵语，口干漱水不欲饮，皮肤、黏膜出血斑进行性扩大，唇青肢厥，舌质深绛或紫晦，脉细数而涩。方用犀地清络饮。

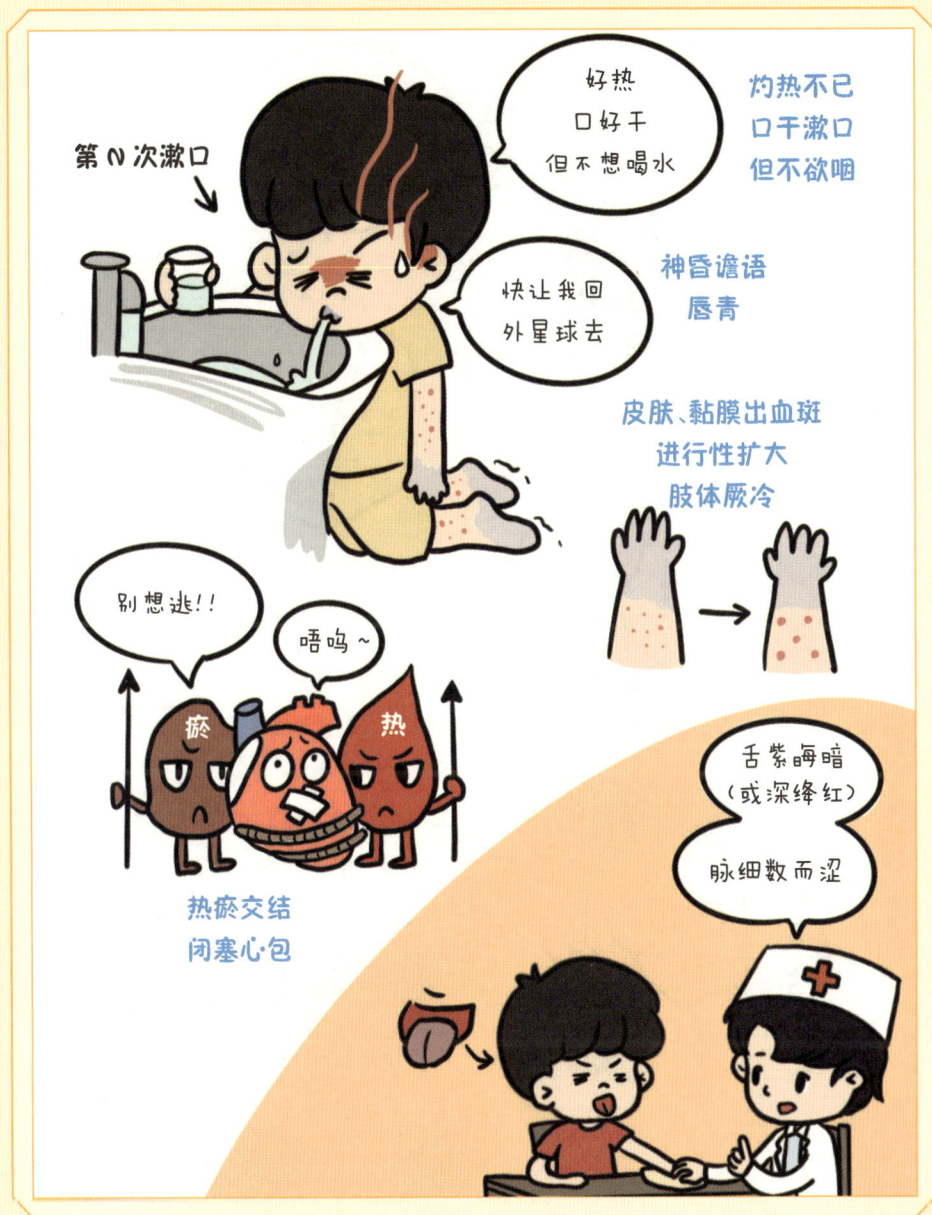

三、湿热化燥，伤络便血

灼热躁烦，骤然腹痛，便下鲜血，苔腻剥脱，或转黑燥，舌质红绛。方用犀角地黄汤合黄连解毒汤加味。

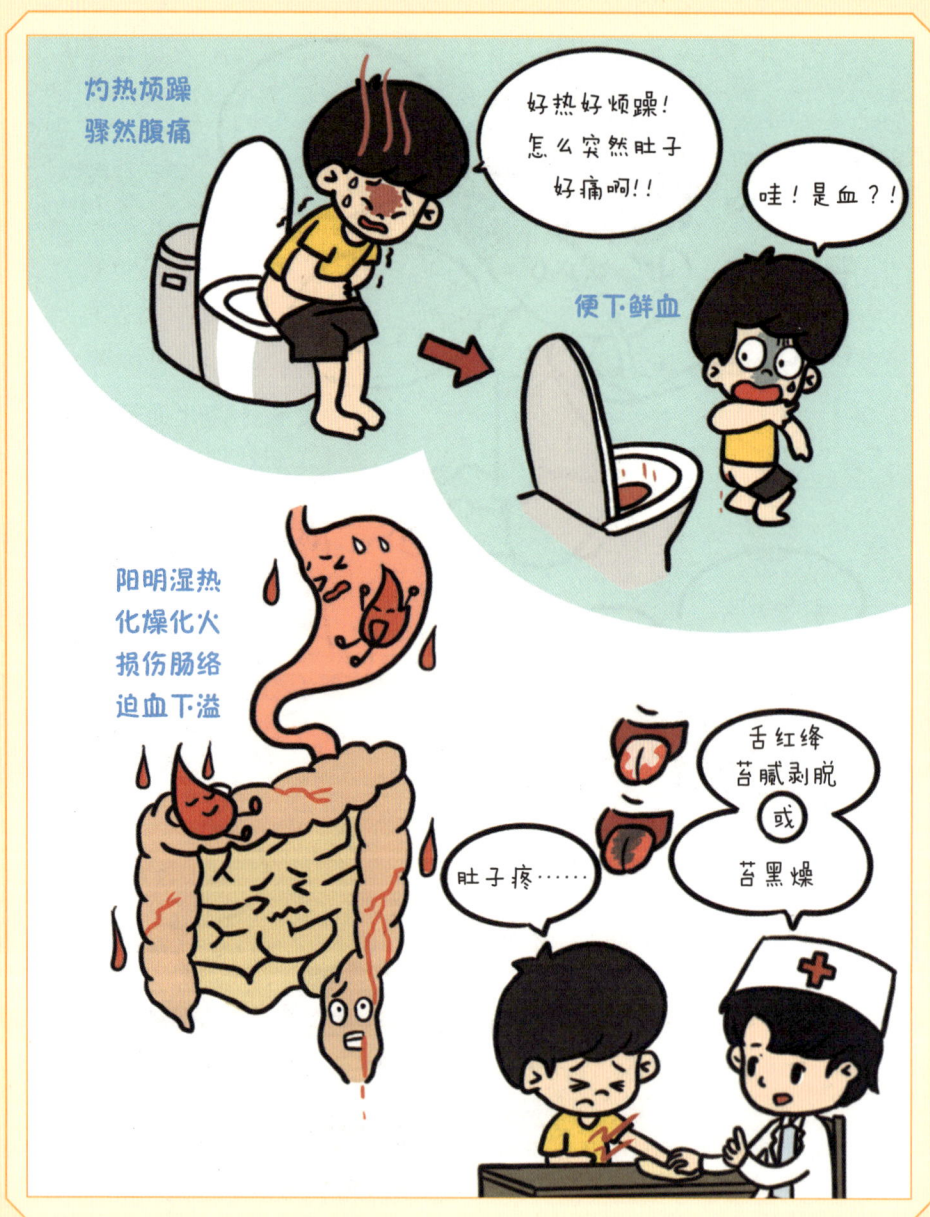

第六节　后期证治

一、湿胜阳微

形寒肢冷,口渴胸痞,呕吐泄泻,舌淡苔白腻,脉沉细。方用薛氏扶阳逐湿汤。

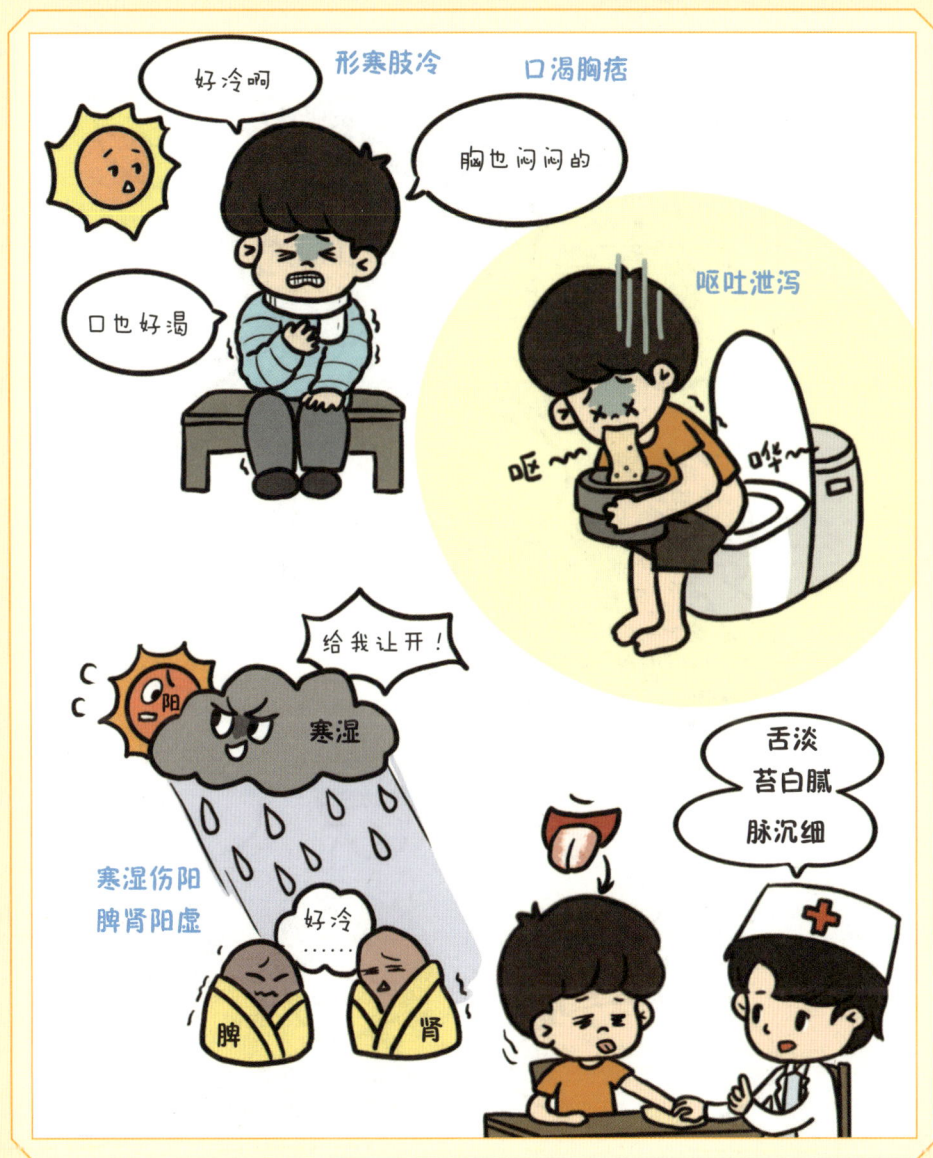

二、肾虚失固

小便频数量多,甚至遗尿,口渴引饮,腰膝酸软,头晕,耳鸣,舌淡,脉沉弱。方用右归丸合缩泉丸。

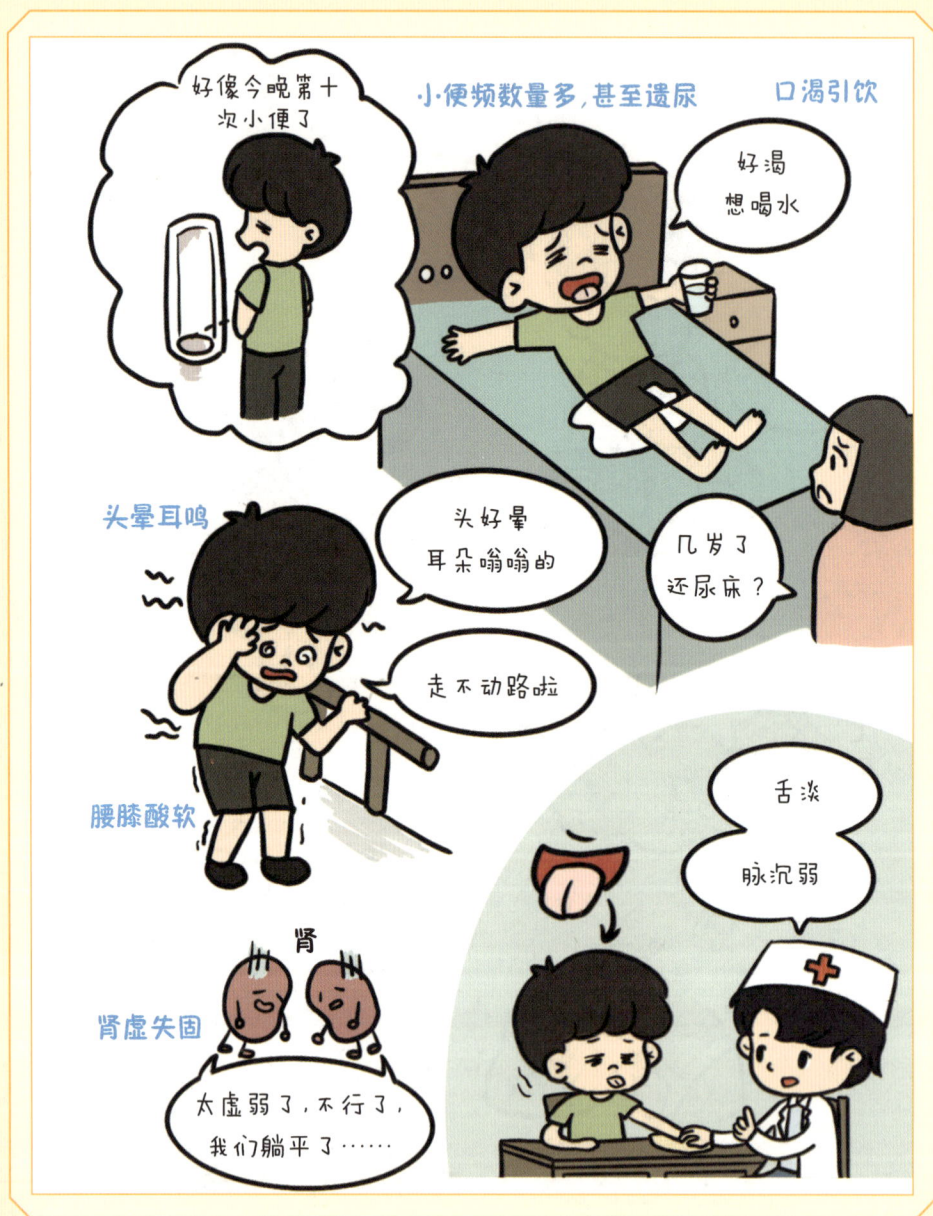

三、余湿留恋

身热已退,或有低热,脘中微闷,知饥不食,苔薄腻,脉象濡弱或缓。方用薛氏五叶芦根汤。

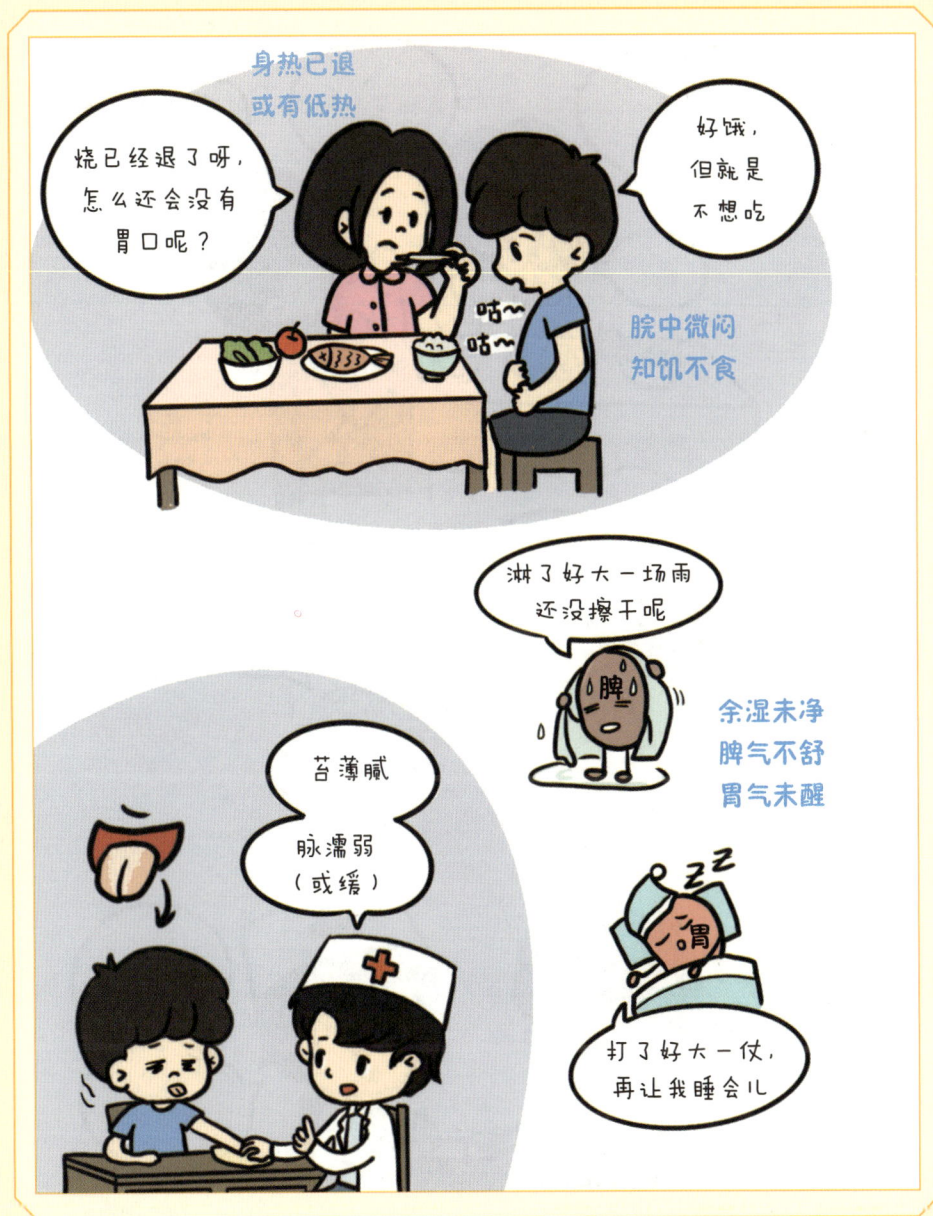

四、余邪留扰，气阴两伤

身热已退或有低热，口渴唇燥，神思不清，倦语，不思饮食，舌红苔少，脉虚数。方用薛氏参麦汤。

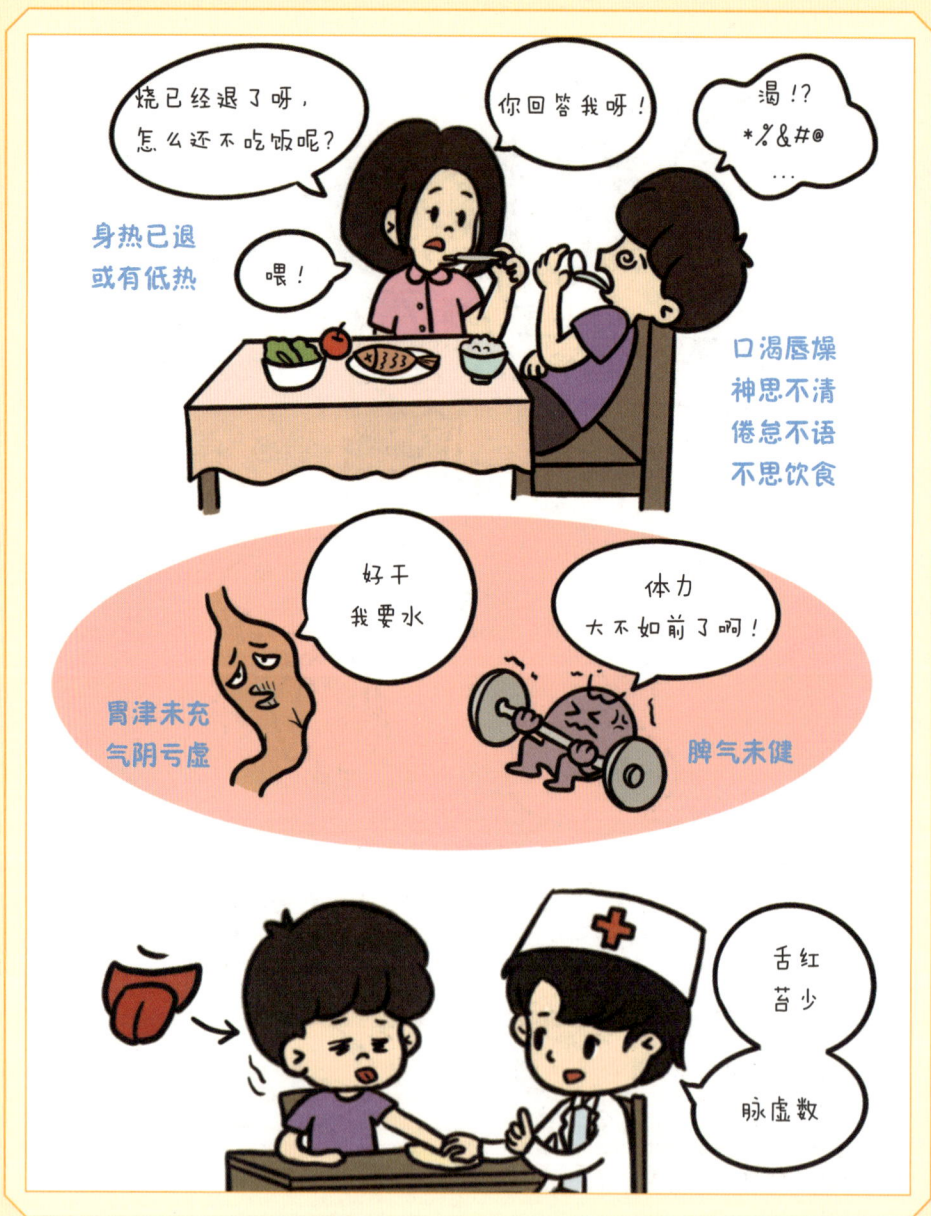

五、余热未清

低热,头目昏胀不清,口渴或咳,舌红苔薄腻。方用清络饮。

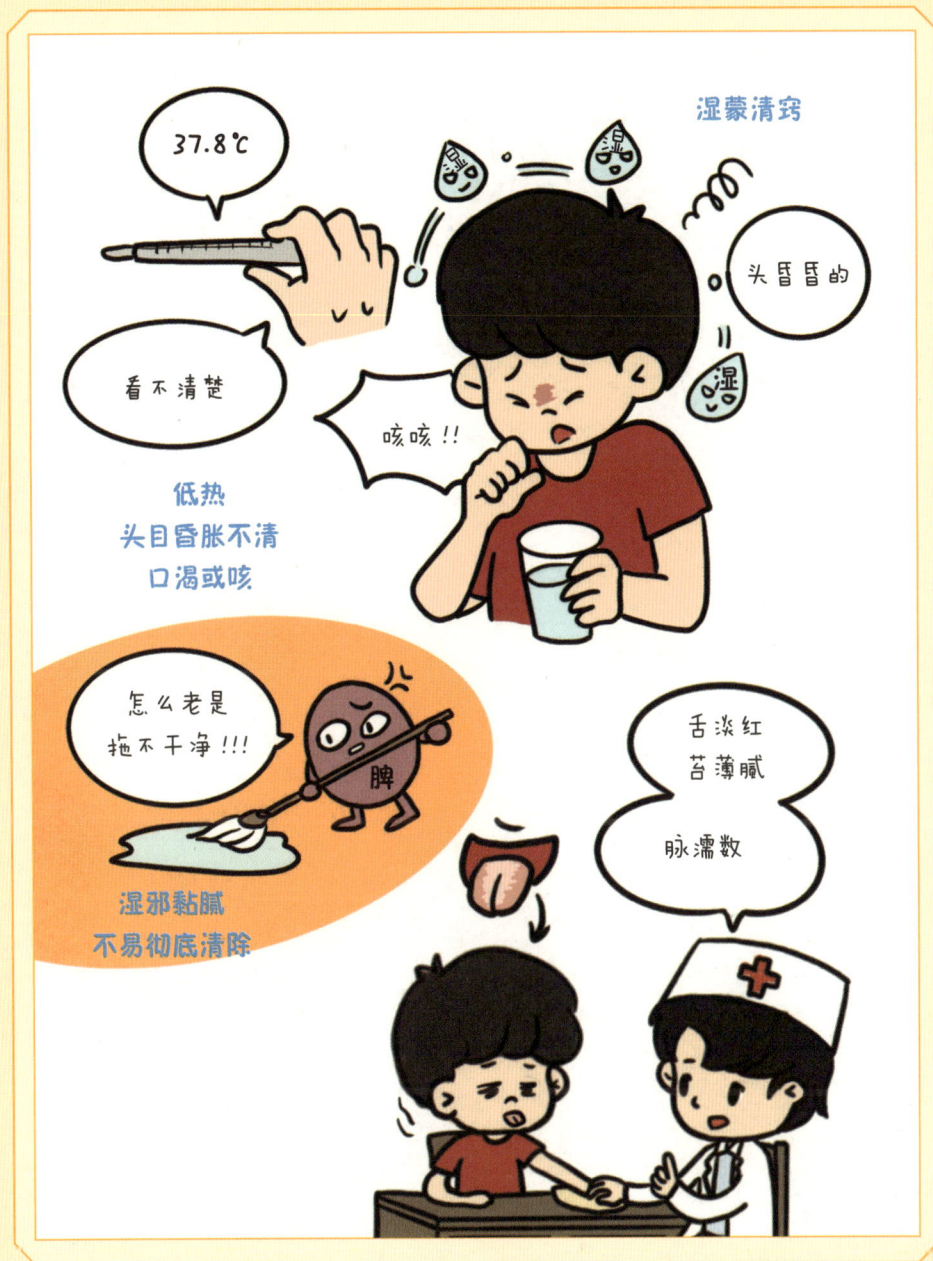

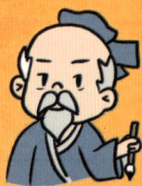

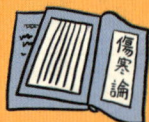

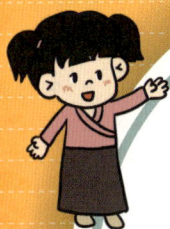

第五章

温毒类温病

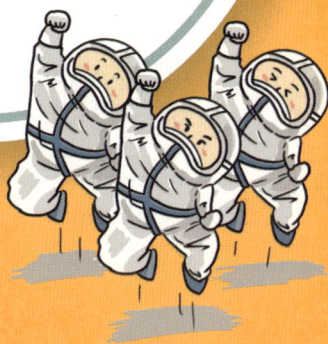

第一节 概述

1. 温毒类温病是由温毒病邪所引起的一类急性外感热病,主要包括大头瘟、烂喉痧及缠喉风、痄腮等疾病。

2. 大头瘟是感受风热时毒所致的,以头面焮赤肿大为特征的一种急性外感热病。其特点为初起见邪犯肺卫和热毒壅盛证候,临床常见憎寒恶热,头面或咽喉红肿热痛表现。

3. 烂喉痧是感受温热时毒引起的急性外感热病,属于温毒范畴。其临床特征为咽喉肿痛糜烂,肌肤丹痧密布,且具有传染性。

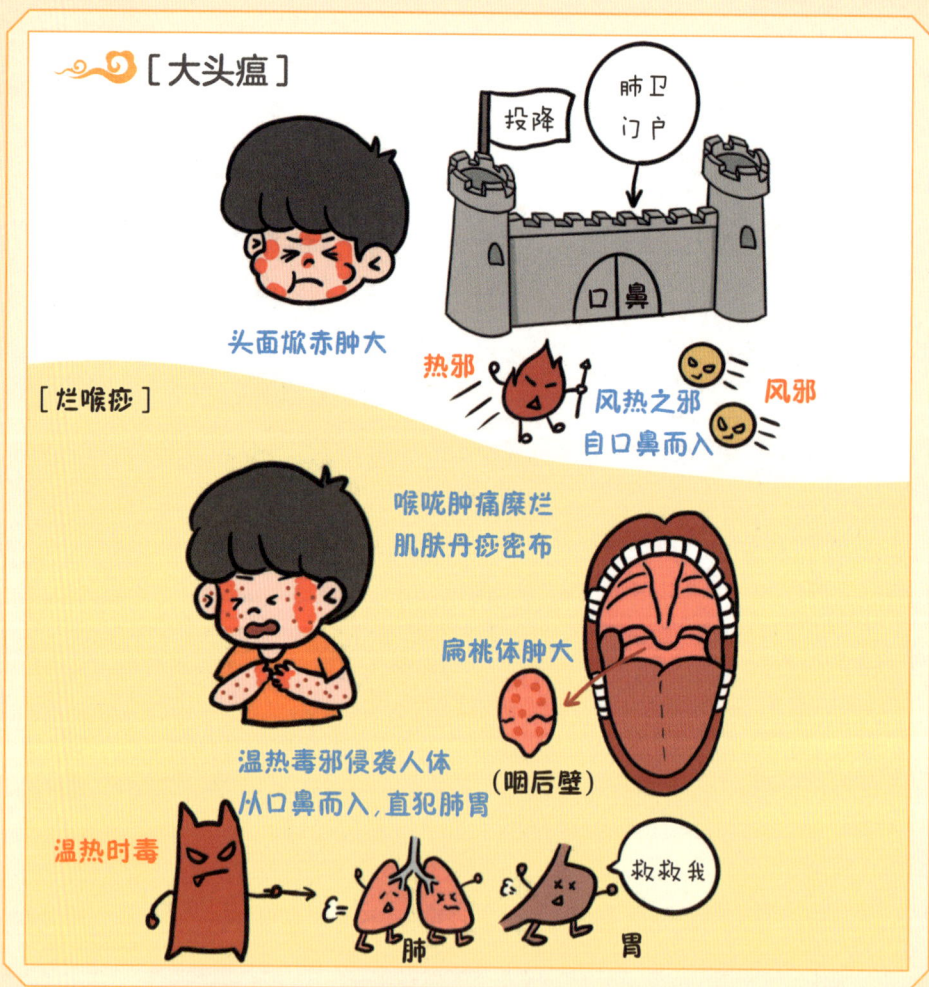

[大头瘟]

肺卫门户

投降

口鼻

头面焮赤肿大

热邪 风热之邪自口鼻而入 风邪

[烂喉痧]

喉咙肿痛糜烂 肌肤丹痧密布

扁桃体肿大

(咽后壁)

温热毒邪侵袭人体 从口鼻而入,直犯肺胃

温热时毒

救救我

肺 胃

第二节 大头瘟

一、卫分证治

风热毒邪犯卫

恶寒发热,无汗或少汗,头痛,头面红肿,全身酸楚,目赤,咽痛,口渴,舌苔薄黄,脉浮数。方用葱豉桔梗汤、金黄散(外用)。

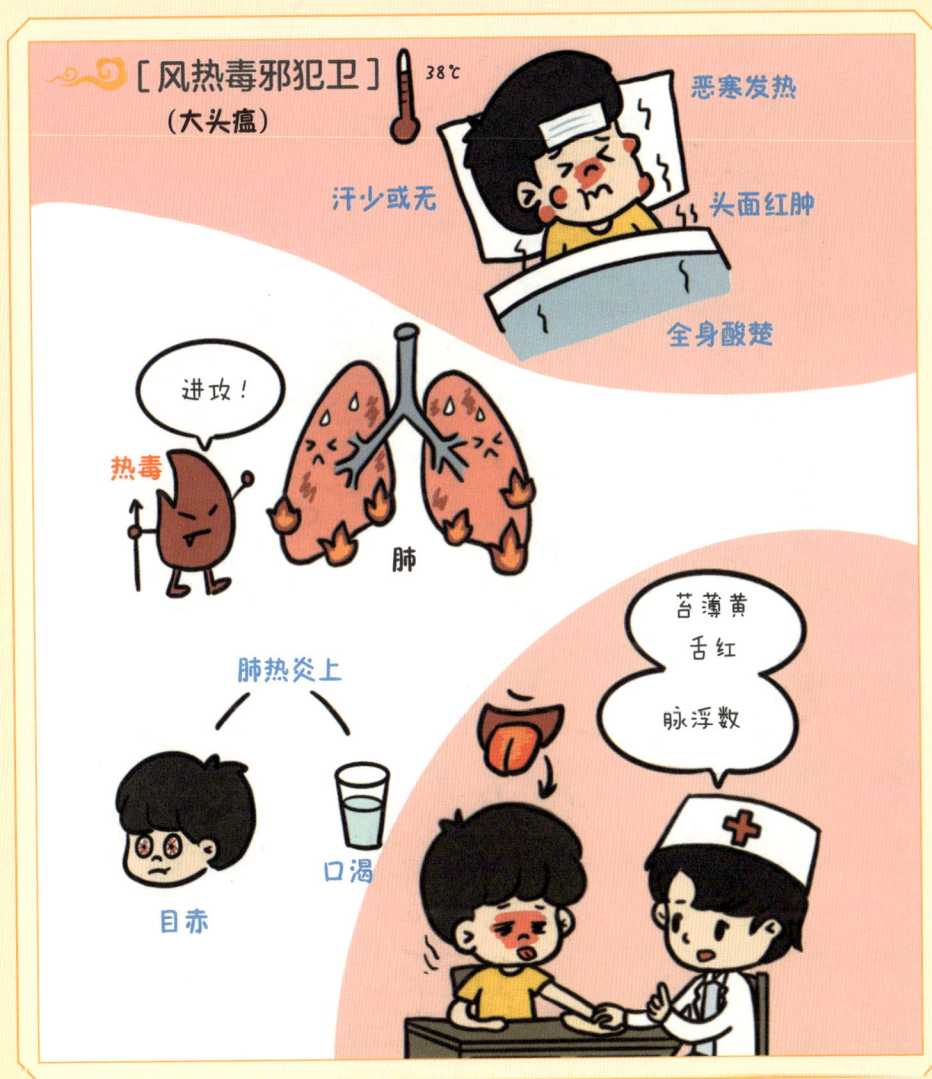

[风热毒邪犯卫]
(大头瘟)

38℃

恶寒发热

汗少或无

头面红肿

全身酸楚

进攻!

热毒

肺

肺热炎上

苔薄黄
舌红
脉浮数

口渴

目赤

二、气分证治

(一) 毒盛肺胃

壮热口渴,烦躁不安,头面焮肿疼痛,咽喉疼痛加剧,舌红苔黄,脉数实。
方用普济消毒饮、三黄二香散(外用)。

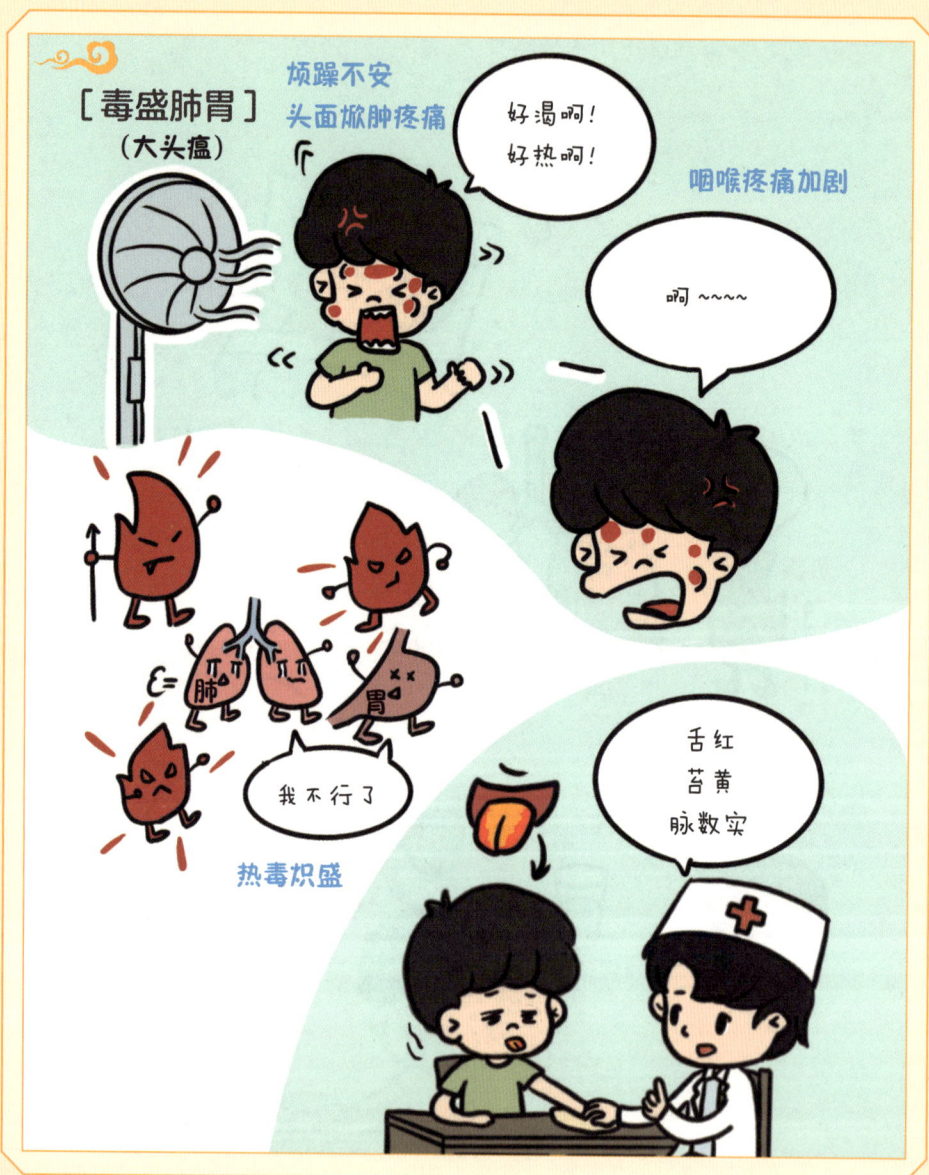

（二）毒壅肺胃，热结肠腑

身热如焚，气粗而促，烦躁口渴，咽痛，目赤，头面及两耳上下前后臀赤肿痛，大便秘结，小便热赤短少，舌赤苔黄，脉数。方用通圣消毒散、三黄二毒散（外用）。

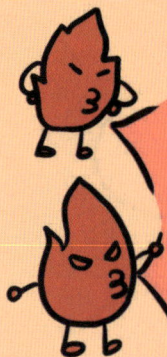
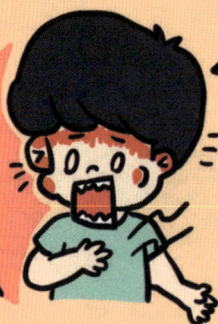
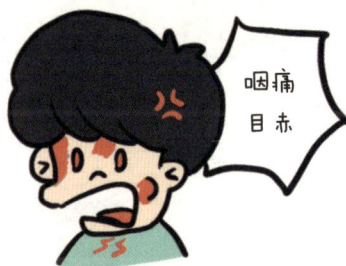
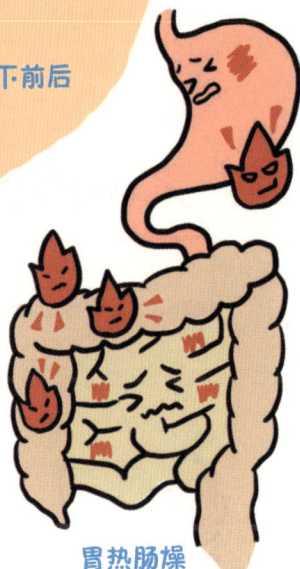
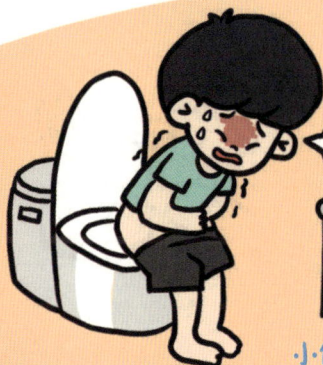
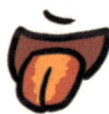

三、后期证治

胃阴耗伤

身热已退,头面红肿消失,口渴欲饮,不欲食,咽干,目干涩,唇干红,舌干少津,无苔或少苔,脉细微数。方用七鲜育阴汤。

[胃阴耗伤]
（大头瘟）

身热已退
头面红肿消失

36.5℃

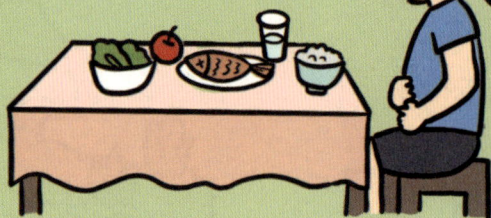

想喝水
不想吃饭

眼睛好干

目干涩 口渴
咽干 欲饮 不欲食

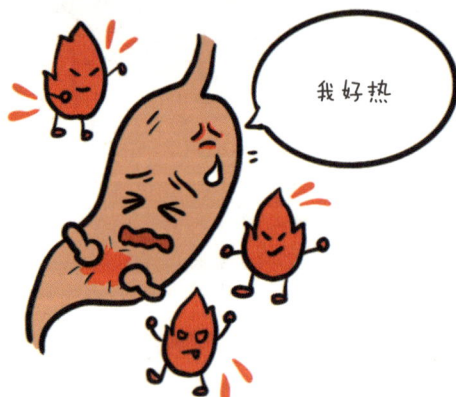

我好热

舌干红 少津
无苔或少苔

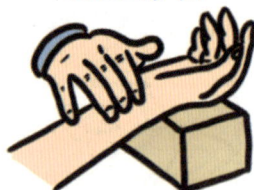

胃阴耗伤
阴津不能上荣

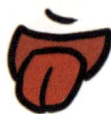

脉细 微数

第三节 烂喉痧

一、卫分证治

温热毒邪犯卫

憎寒发热,咽喉红肿疼痛,甚或溃烂,肌肤丹痧隐隐,舌红赤,见珠状突起,苔白而干,脉浮数。方用清咽栀豉汤、玉钥匙(外用)。

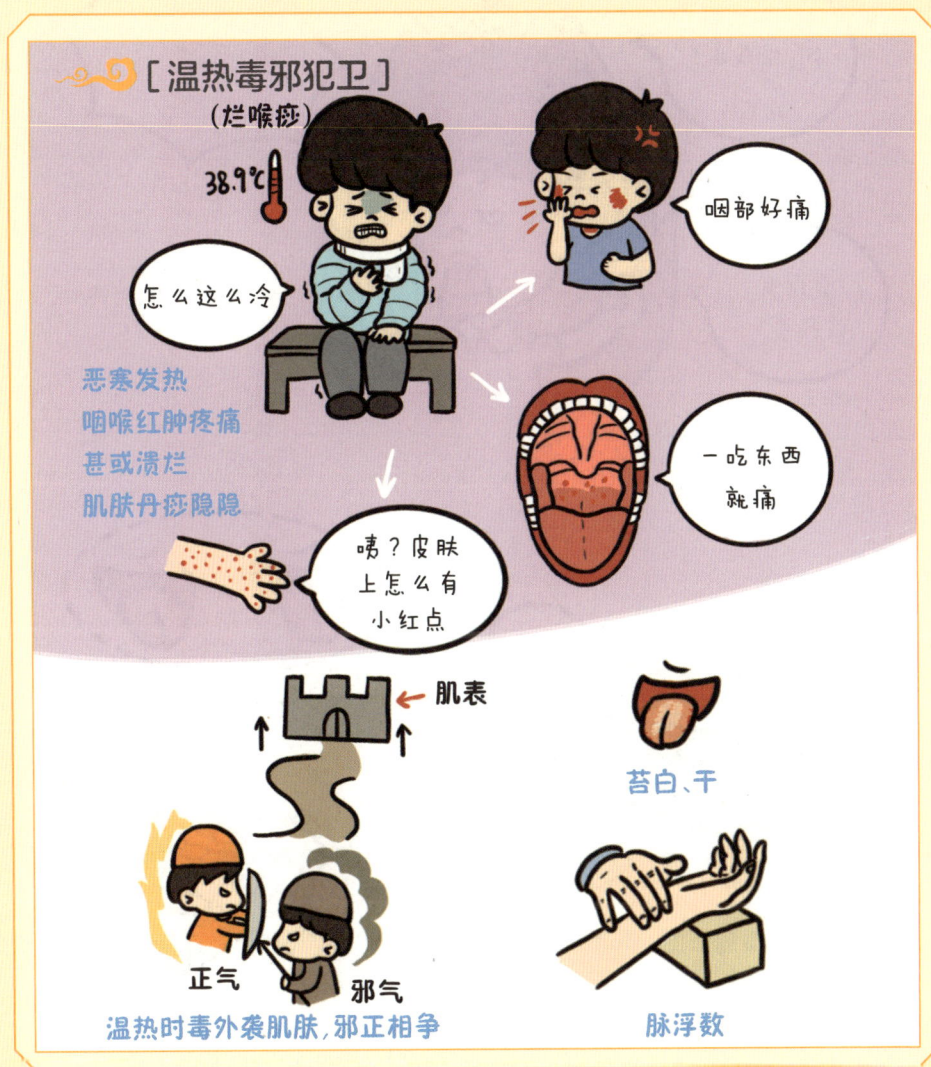

二、气分证治

毒壅上焦

壮热、口渴、烦躁、咽喉红肿糜烂,肌肤丹痧显露,舌红赤有珠,苔黄燥,脉洪数。方用余氏清心凉膈散、锡类散(外用)。

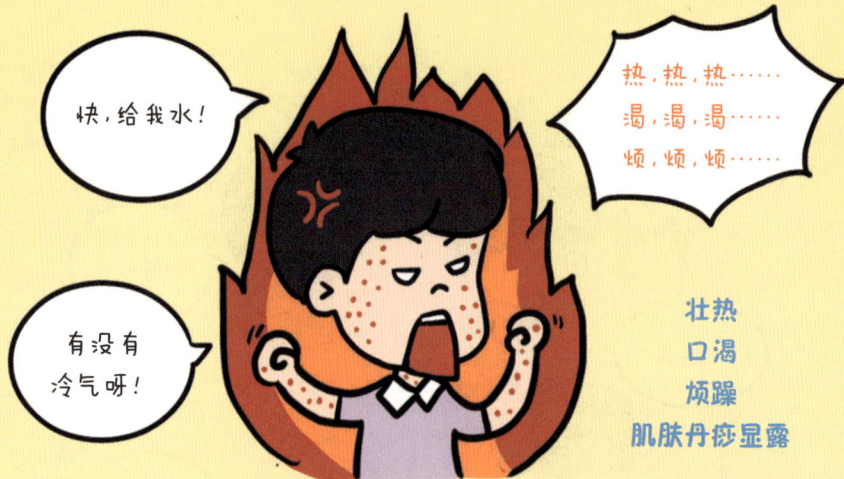

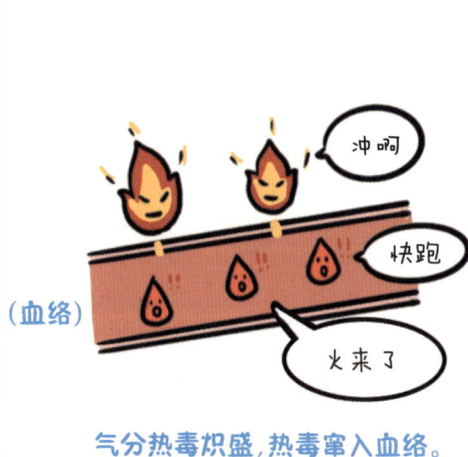

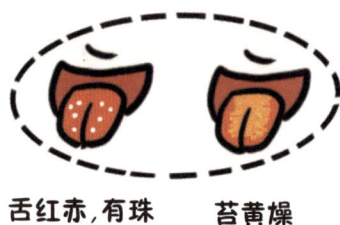

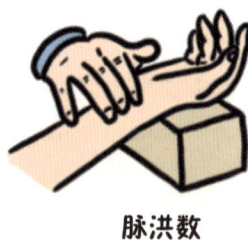

气分热毒炽盛,热毒窜入血络。

舌红赤,有珠　　　苔黄燥

脉洪数

三、营血分证治

(一) 毒燔气营(血)

咽喉红肿糜烂,甚则气道阻塞,声哑气急,丹痧密布,红晕如斑,赤紫成片,壮热,汗多,口渴,烦躁,舌绛干燥,遍起芒刺,状如杨梅,脉细数。方用凉营清气汤,珠黄散(外用)。

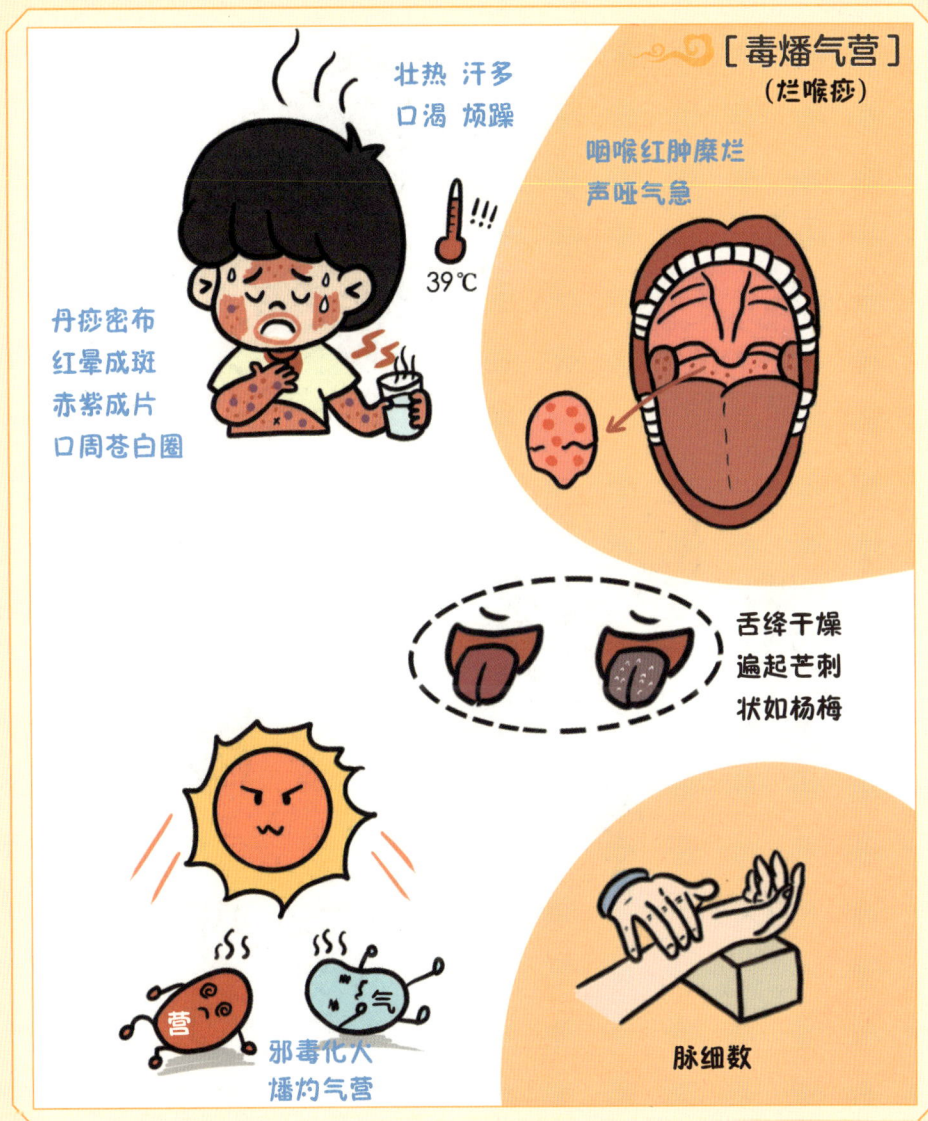

壮热 汗多
口渴 烦躁

39℃

[毒燔气营]
(烂喉痧)

咽喉红肿糜烂
声哑气急

丹痧密布
红晕成斑
赤紫成片
口周苍白圈

舌绛干燥
遍起芒刺
状如杨梅

营

邪毒化火
燔灼气营

气

脉细数

（二）邪陷心包，内闭外脱

咽喉红肿糜烂，丹痧密布，红晕如斑，赤紫成片。其他症状可参考温热类温病的内闭外脱症状，见有身体灼热，神志昏愦不语，汗多，蜷卧，气息短促，舌质红绛少苔，脉细数无力或散大；甚者身热骤降，烦躁不宁，呼吸浅促，面色苍白，冷汗淋漓，四肢厥冷，脉细微欲绝。

四、后期证治

余毒伤阴

咽喉糜烂渐减,但仍疼痛,壮热已除,唯午后仍低热,口干唇燥,皮肤干燥脱屑,舌红而干,脉细数。方用清咽养营汤。

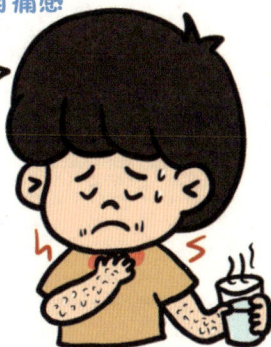
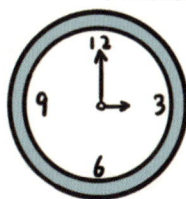
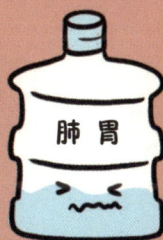
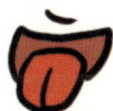
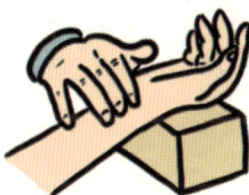

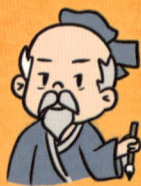

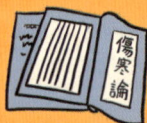

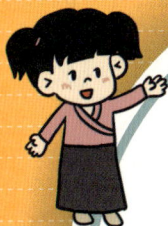

第六章

温疫类温病

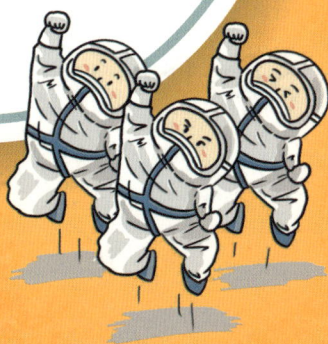

第一节　概述

温疫类温病是感受疫疠病邪所引起，以急骤起病，传变迅速，病情凶险，具有强烈传染性并能引起流行为主要特征的一类急性外感热病。

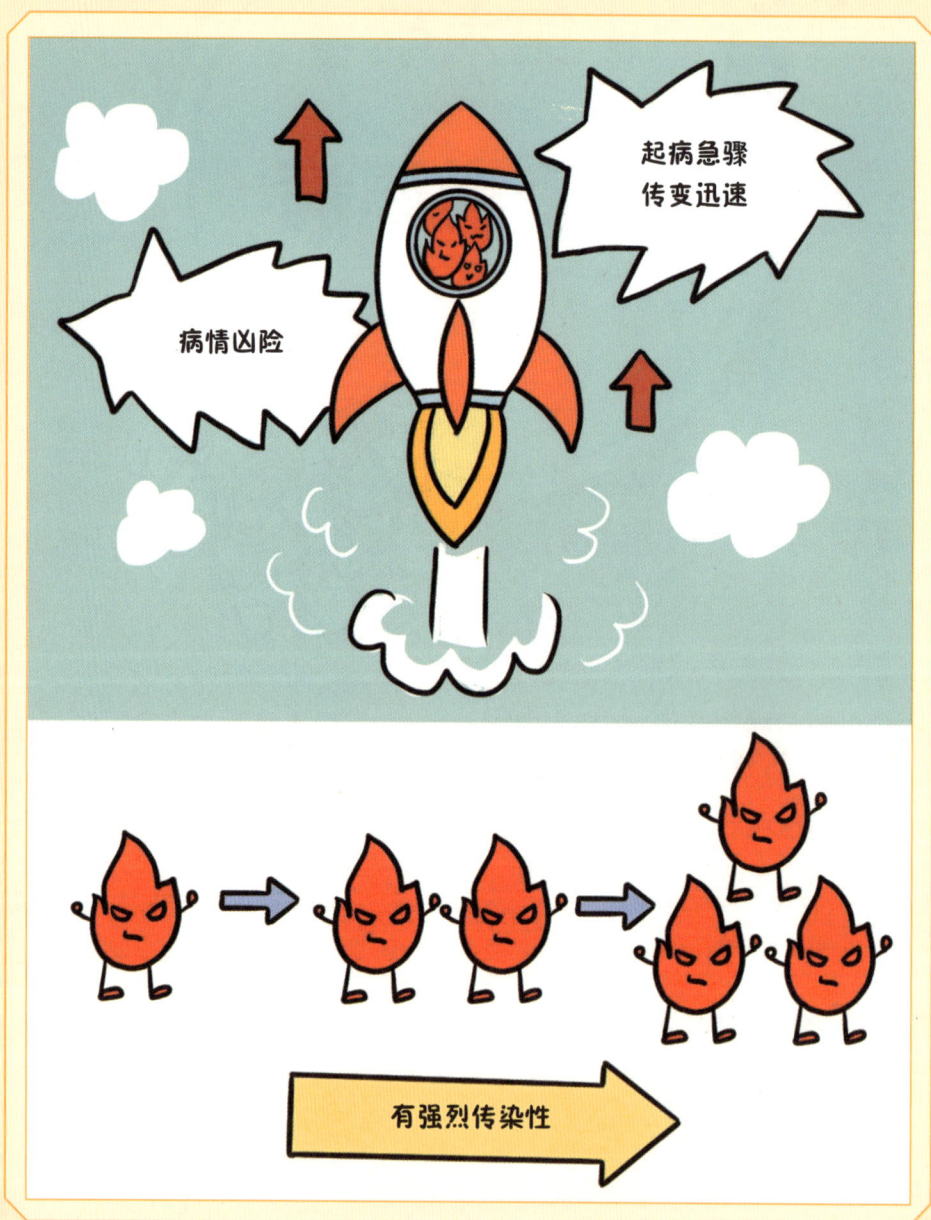

本病一年四季都可发生,一般通过呼吸道传染的温疫多发生于冬春季节,而通过肠道传染的温疫多发生于夏秋季。

呼吸道传染的温疫

冬

春

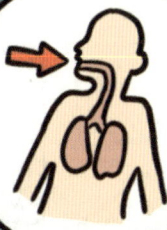

夏

秋

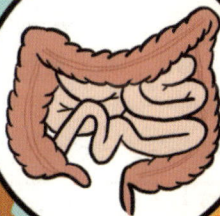

肠道传染的温疫

明清时期,贡献和影响最大者,当推明末医家吴又可的《温疫论》。书中对温疫的病因、病机、诊断和治疗作了全面系统的阐述,认为温疫是感受"疠气"所致,治疗应重在祛邪,并创疏利透达等法以作祛邪之用。吴又可为其后温疫学派的形成奠定了理论基础。

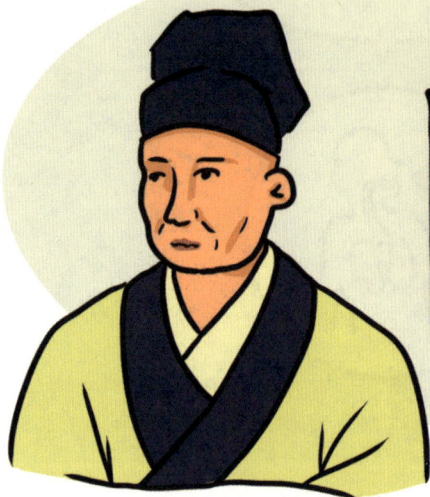

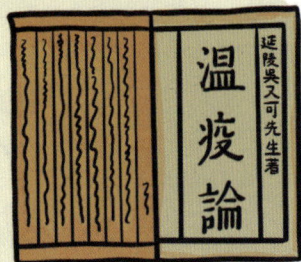

形声字。广表意,篆书形体像一张病床,表示和疾病有关;厉省声,厉有灾病、虐害义,表示疠是夺人性命的瘟疫、恶疾。声旁简化。本义是瘟疫,一说是麻风病。
①瘟疫:一疫。②恶疮:疥~。
~风 ~气 ~疫 疥~ 疫~ 瘴~

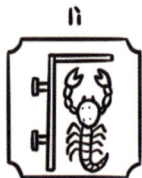

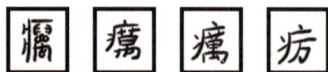

癞 癧 癘 疠

根据温疫的临床特征,现代医学中的鼠疫、霍乱、艾滋病、登革热和登革出血热、斑疹伤寒、肾综合征出血热、严重急性呼吸综合征、流行性感冒等,凡能引起较大范围流行者,都可参照温疫进行辨证论治。

第二节 温疫

一、温热疫

1. 在冬春温风过暖的条件下,其邪属性偏温热。
2. 具有温热特性的疫邪引起的温热疫,发病初起即见明显的里热证,随着病情的发展,温热疠气充斥表里三焦。
3. 温热疫气从口鼻而入,怫郁于里,充斥三焦,初起即表现里热炽盛之证,温热疫邪炽盛可内扰心神,迫血动血,瘀热搏结,或蓄血于下,还可出现多脏腑同病,后期温热疫邪伤及气阴,可出现气阴两伤。

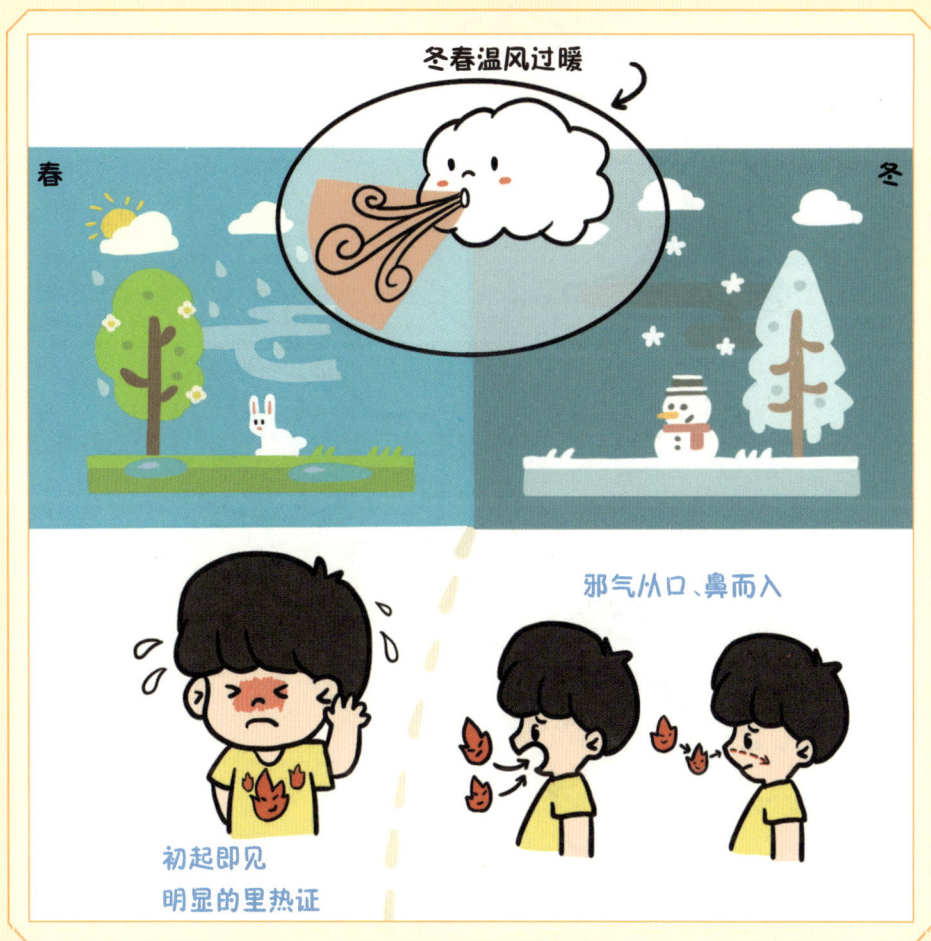

冬春温风过暖

春 冬

邪气从口、鼻而入

初起即见
明显的里热证

二、暑热疫

1. 在夏季暑热偏盛的条件下,则其邪属性偏暑热。
2. 具有暑热性质的疫疠病邪性质暴戾猖獗,所致的暑热疫初起病变多在阳明胃,但病势常可充斥表里上下,易发斑疹,病情复杂,传变迅速。
3. 暑热疫气致病,初起多为卫气同病,入里则可闭结胃肠或熏蒸阳明,甚则充斥表里上下,气血热毒炽盛明显;热毒深伏,可出现昏愦不语等;若邪来凶猛,病变迅速,则无明显阶段过程,而诸候并见,病甚危笃。

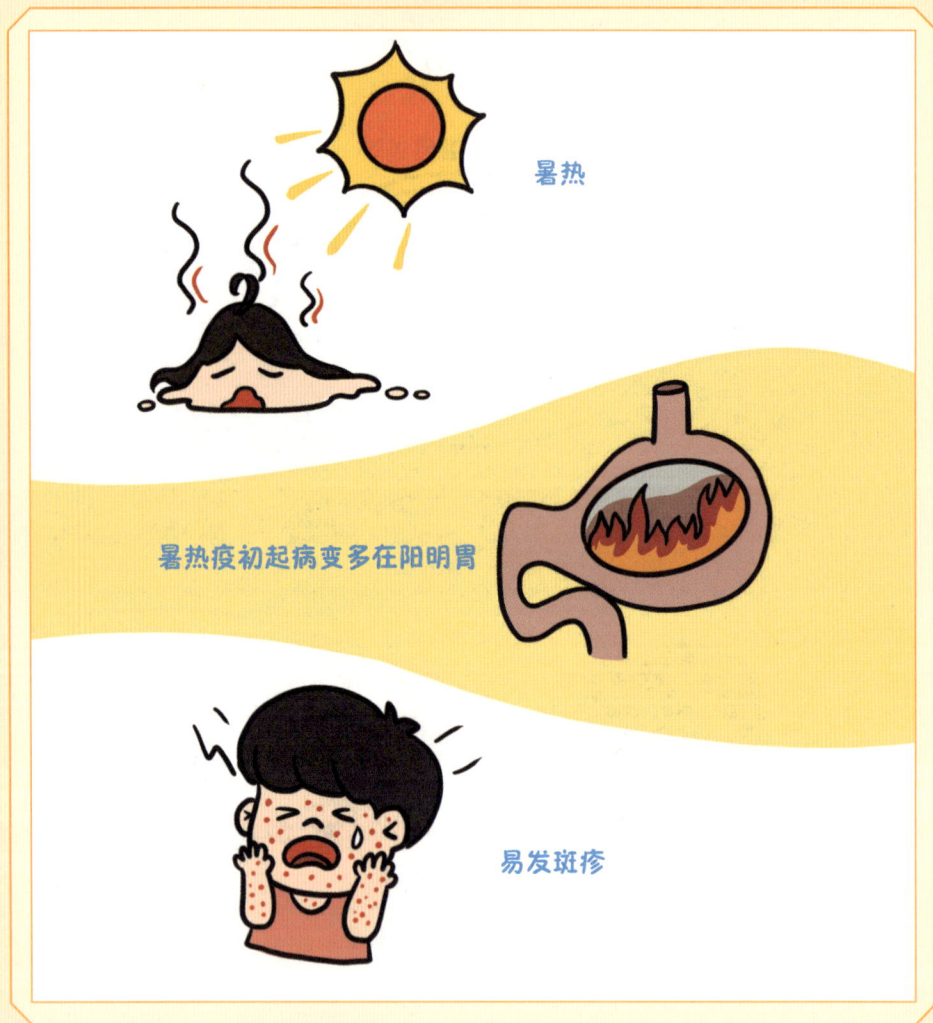

暑热

暑热疫初起病变多在阳明胃

易发斑疹

三、湿热疫

1. 在夏秋雨湿偏盛的条件下,则其邪属性偏湿热秽浊。
2. 具有湿热秽浊之性的疫疠病邪易致湿热疫,临床特点是侵犯人体后多遏伏于膜原,初起常见湿热蕴伏膜原的证候。
3. 湿热疠气多从口鼻而入,可直达膜原,出现邪遏膜原的病症;继之病邪可向里传变,可见表病、里病、表里同病等不同类型,其表病为邪热壅于肌表或里热浮溢于表,里病又有上中下三部之分,有湿热内溃胸膈、阳明实热、劫烁阴液等病理变化。

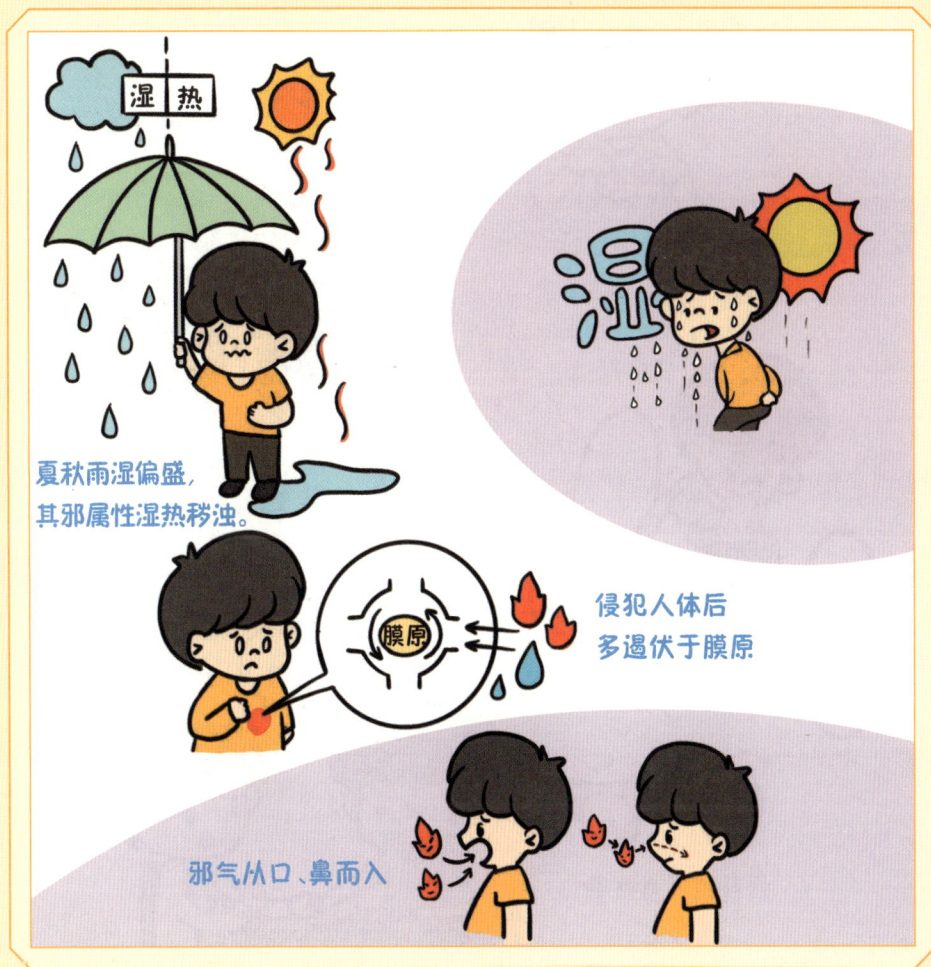

湿热

夏秋雨湿偏盛,
其邪属性湿热秽浊。

膜原

侵犯人体后
多遏伏于膜原

邪气从口、鼻而入

◀ 第三节 卫气同病证治 ▶

发热恶寒,无汗或有汗,头痛项强,肢体酸痛,口渴唇焦,恶心呕吐,腹胀便结,或见精神不振、嗜睡,或烦躁不安,舌边尖红,苔微黄或黄燥,脉浮数或洪数。方用增损双解散。

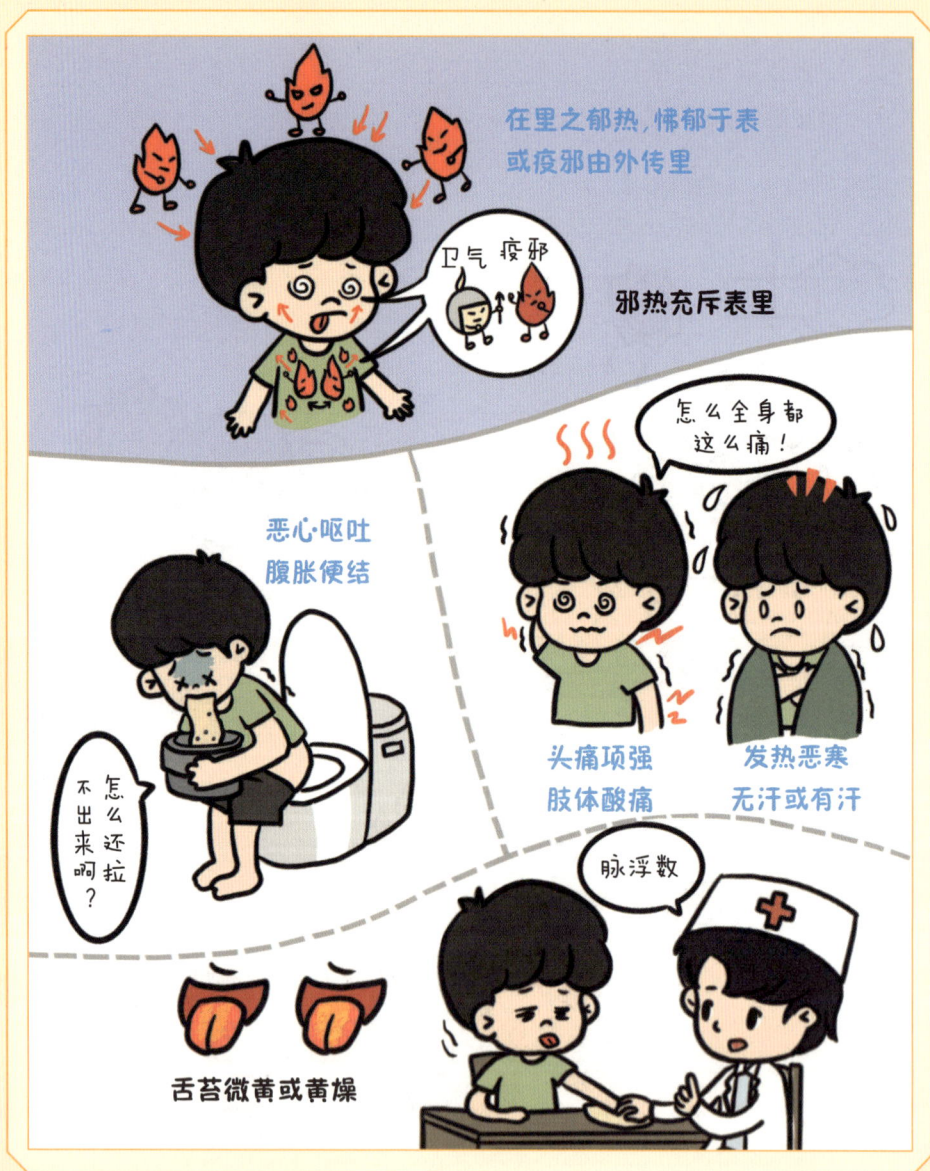

在里之郁热,怫郁于表
或疫邪由外传里

卫气 疫邪

邪热充斥表里

恶心·呕吐
腹胀便结

怎么还拉不出来啊?

怎么全身都这么痛!

头痛项强
肢体酸痛

发热恶寒
无汗或有汗

脉浮数

舌苔微黄或黄燥

图说
温病学 ● 第六章 温疫类温病

第四节　里热充斥三焦证

壮热不恶寒反恶热,头痛目眩,面颈肿痛,身痛,鼻干咽燥,口干口苦,烦渴引饮,胸膈胀满,心腹疼痛,大便干结,小便短赤,舌红苔黄,脉洪滑。方用升降散。

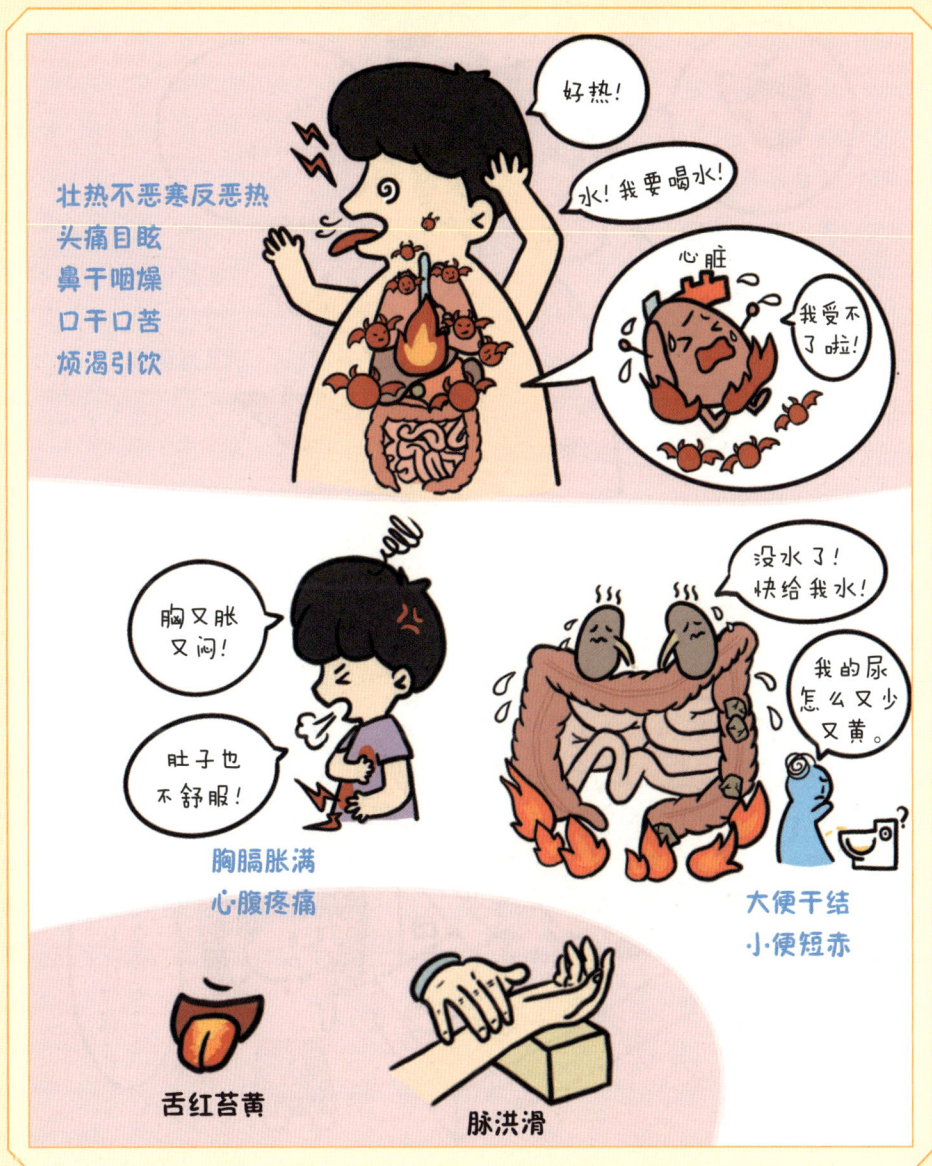

第五节　邪炽阳明证治

壮热口渴，大汗出，舌苔黄燥，脉洪大而数。或身热烦渴，午后热甚，鼻如烟煤，腹满硬痛，通舌变黑起刺。方用白虎汤。

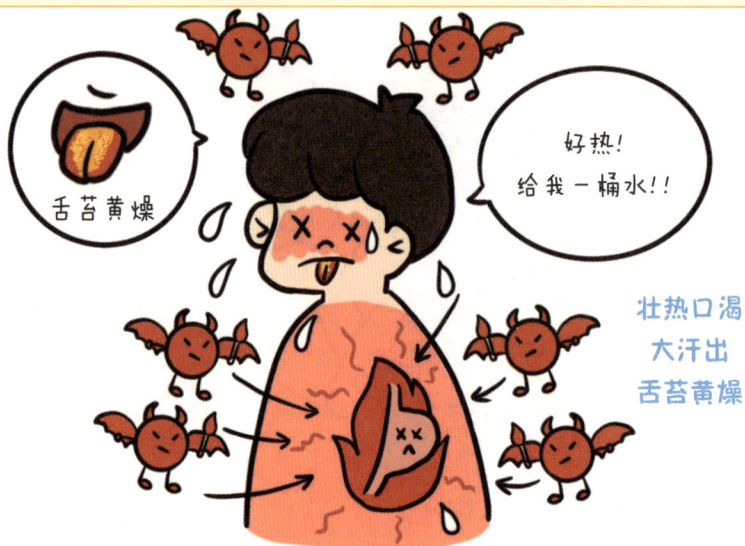

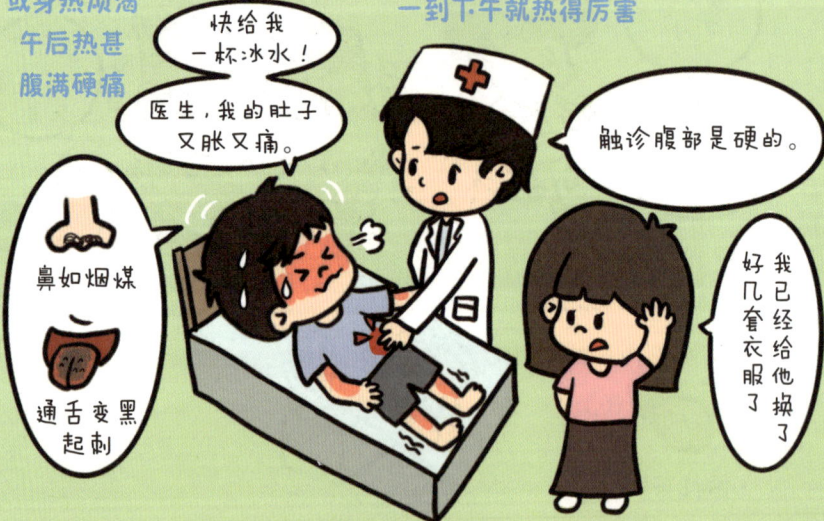

第六节 邪遏膜原证治

初始憎寒而后发热,后但热不寒,昼夜发热,日晡益甚,头疼身痛,脉不浮不沉而数,舌苔白厚腻如积粉,舌质红绛。方用达原饮。

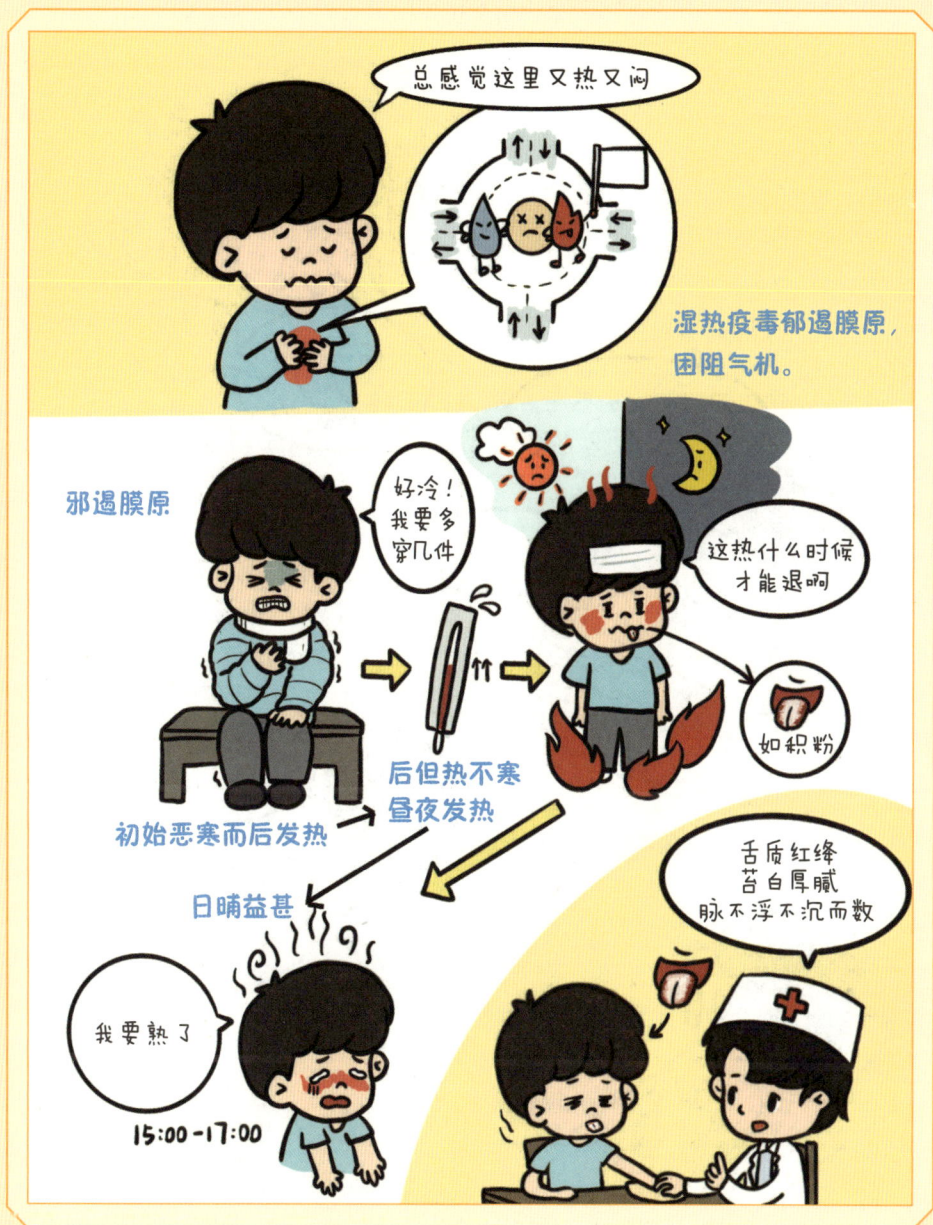

第七节　清浊相干证治

发热较重,即见暴吐暴泻,甚则呕吐如喷,吐出酸腐物,夹有食物残渣,泻下物热臭,呈黄水样,甚如米泔水,头身疼痛,烦渴,脘痞,腹中绞痛阵作,小便黄赤灼热,舌苔黄腻,脉濡数;甚或转筋,肢冷腹痛,目陷脉伏。方用燃照汤。

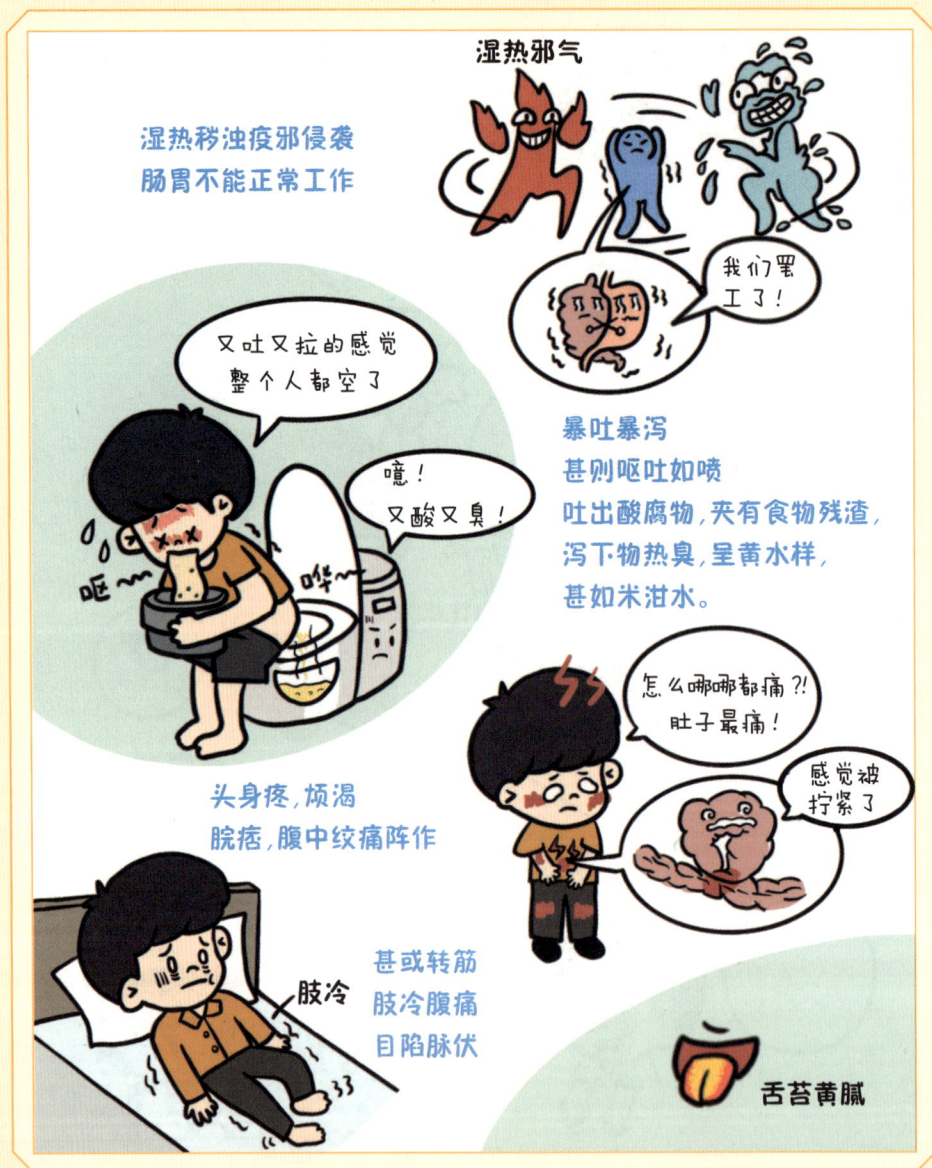

第八节　疫困脾土证治

大多起病缓慢,胁肋胀痛,脘痞腹胀,纳谷不馨,口不渴,身重乏力,便溏,或有发热,头痛,恶心呕吐,苔白腻。方用胃苓汤。

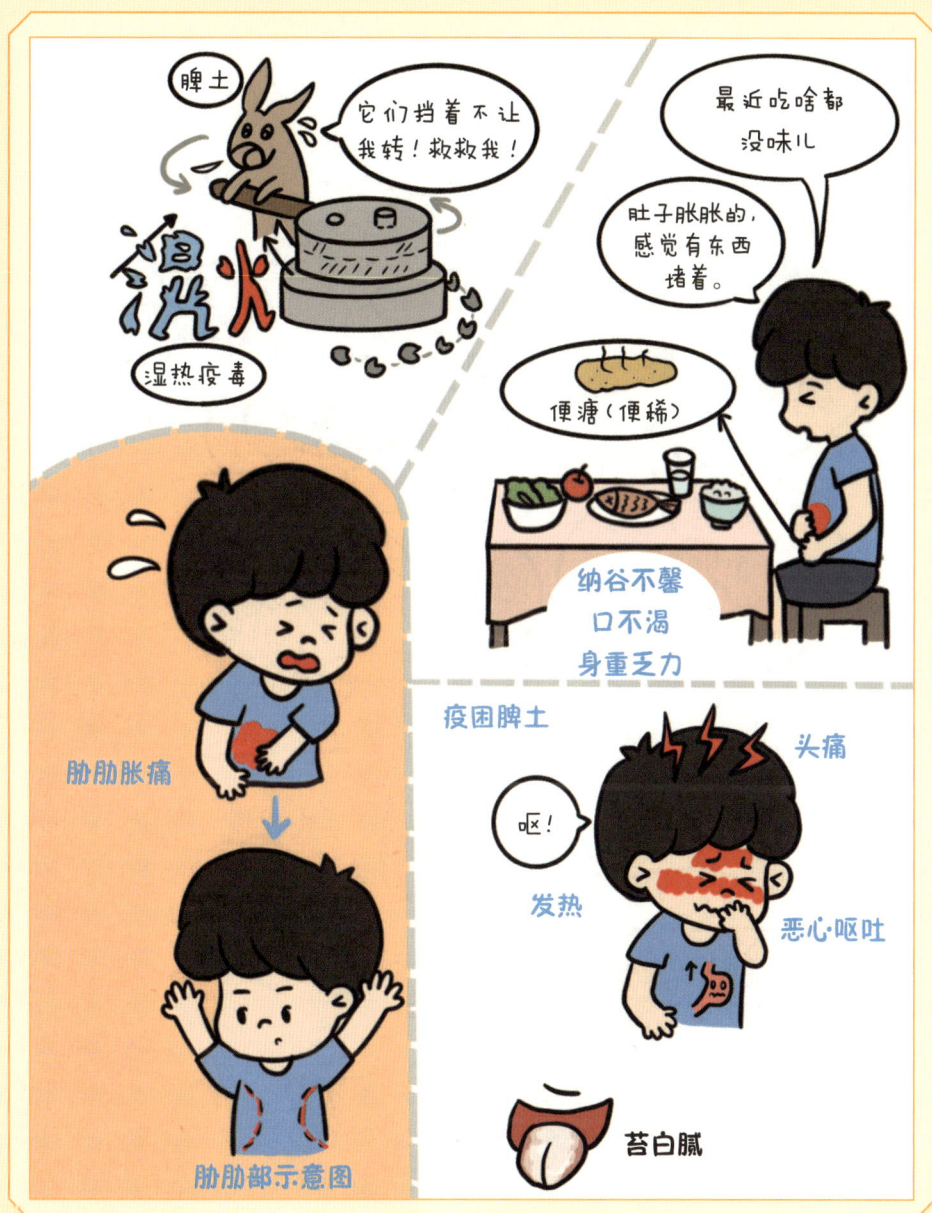

◀ 第九节　气血两燔证治 ▶

身大热,头痛如劈,两目昏瞀,或狂躁谵妄,口干咽痛,腰如被杖,骨节烦疼,或惊厥抽搐,或吐衄发斑,舌绛苔焦或生芒刺,脉浮大而数或沉数,或六脉沉细而数。方用清瘟败毒散。

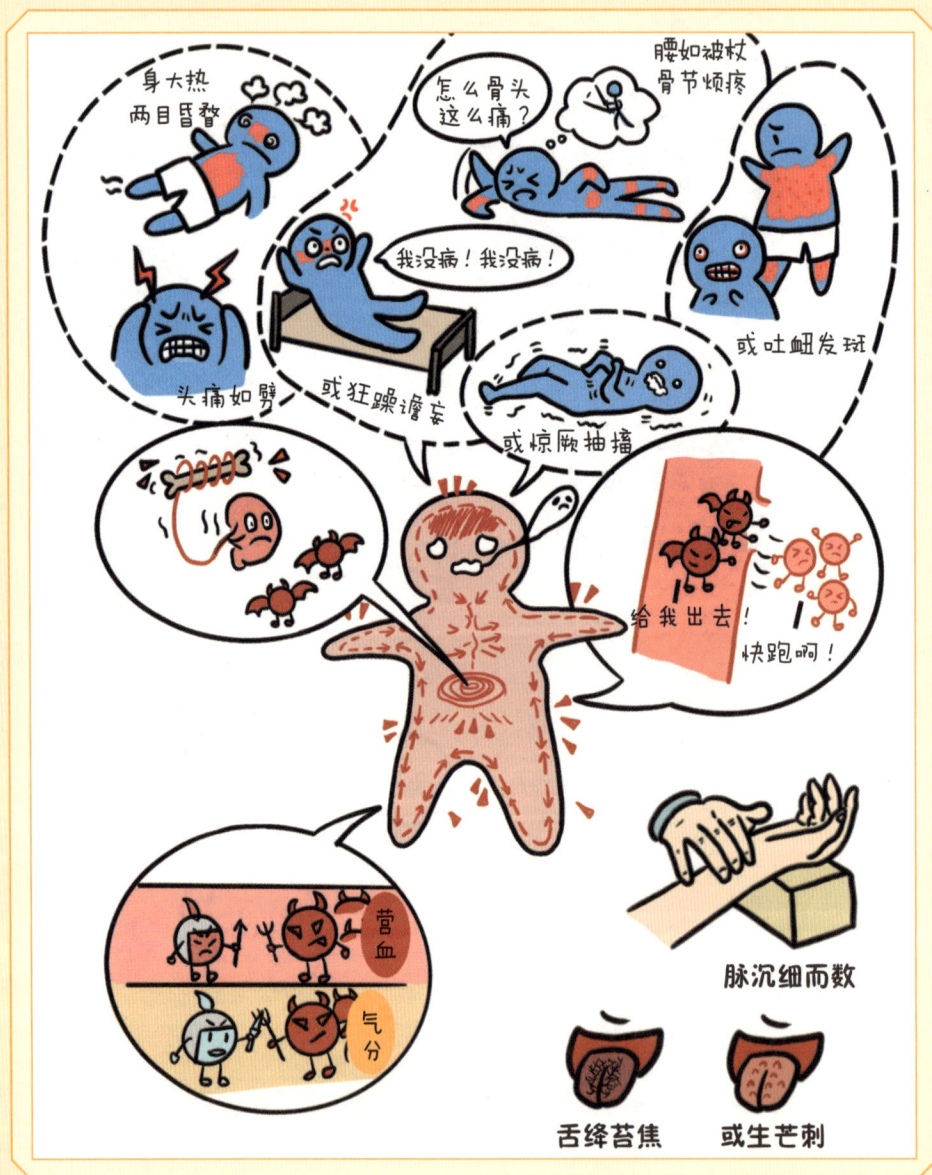

第十节　后期证治

一、正气欲脱

吐泻不止,目眶凹陷,指纹皱瘪,面色白,呼吸短促,声嘶,疲软无力,心烦,口渴引饮,尿少或尿闭,舌质干红,脉细数;或恶寒蜷卧,精神萎靡,呼吸微弱,语声低怯,汗出身凉,四肢厥冷,舌质淡白,脉沉细,甚则细微欲绝。方用生脉散、大定风珠或通脉四逆散。

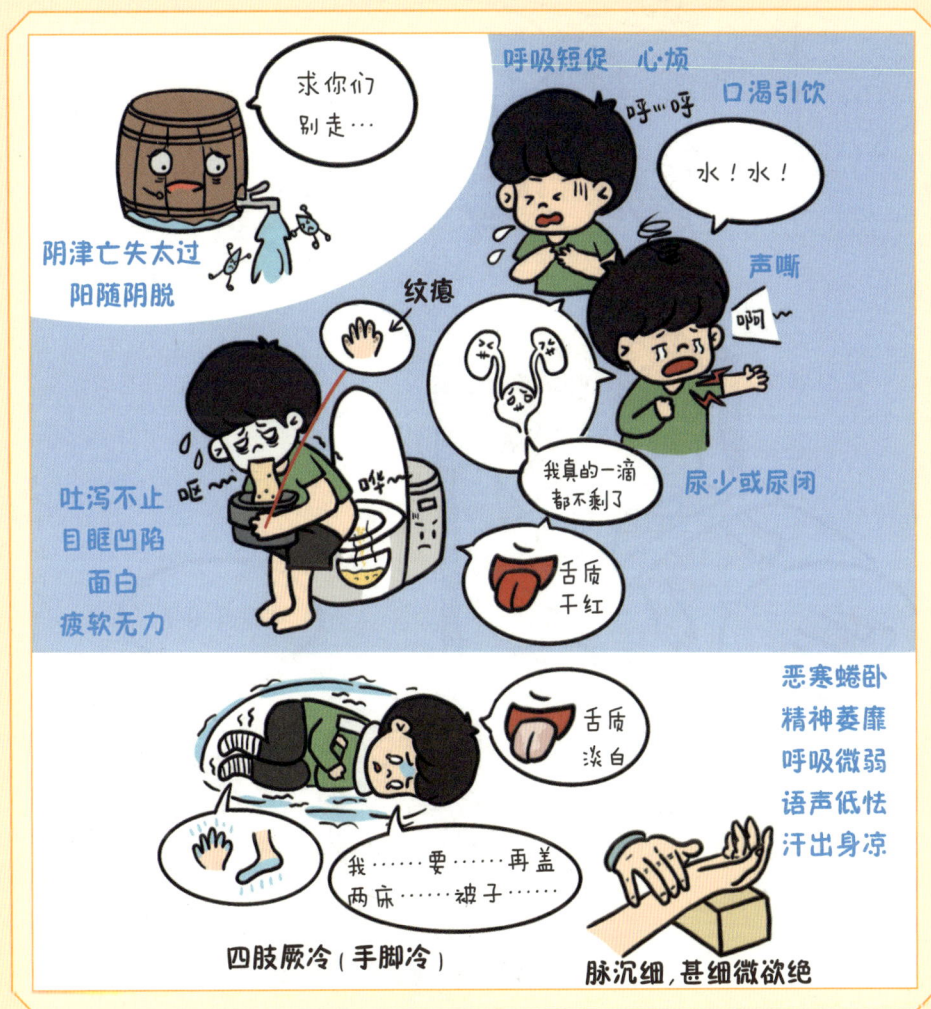

二、正衰邪恋

身热,口不渴,默默不语,神识不清,或胁下刺痛,或肢体时疼,脉数。方用吴氏三甲散。

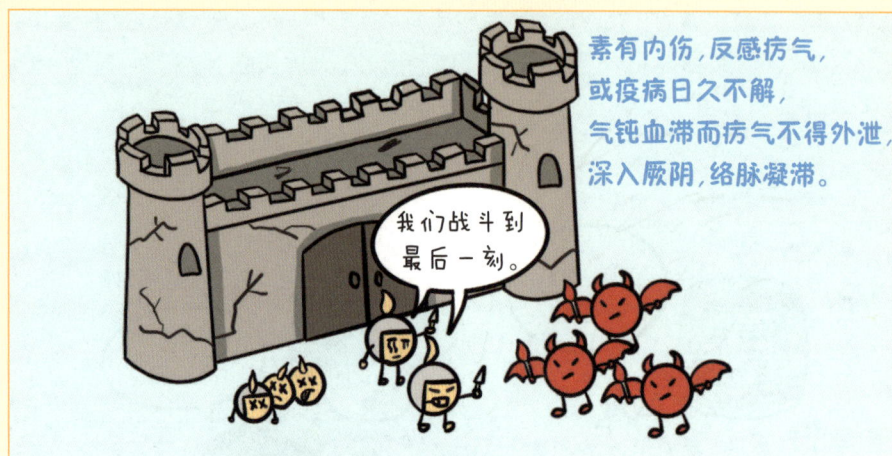

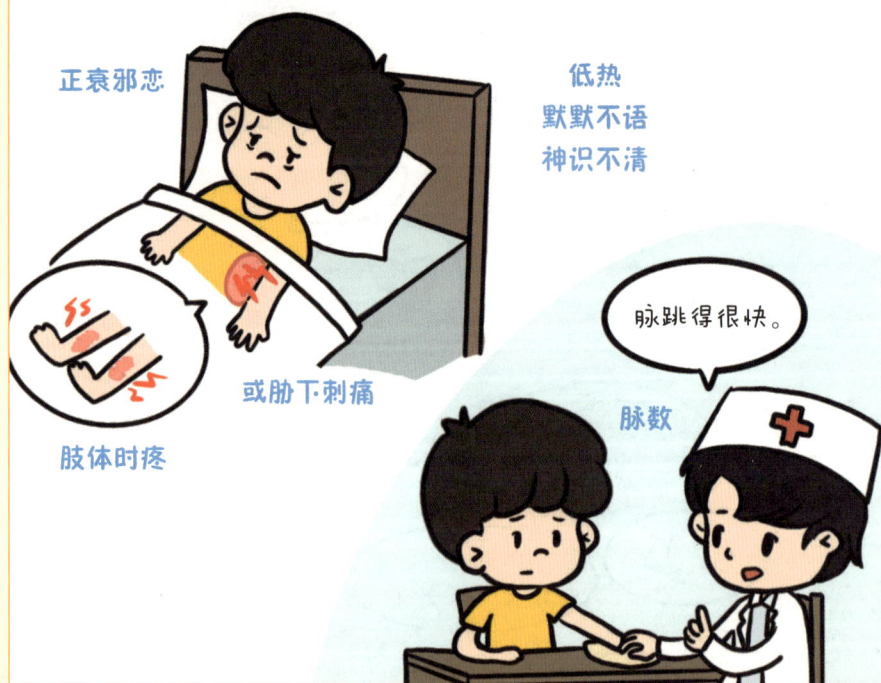

图说
温病学 ○ 第六章 温疫类温病

版权所有，侵权必究！

图书在版编目（CIP）数据

图说温病学 / 李赛美，林勇凯主编. -- 北京 ： 人民卫生出版社，2025. 3. -- ISBN 978-7-117-37719-5

I. R254.2-64

中国国家版本馆 CIP 数据核字第 20257VN635 号

人卫智网	www.ipmph.com	医学教育、学术、考试、健康，购书智慧智能综合服务平台
人卫官网	www.pmph.com	人卫官方资讯发布平台

图说温病学
Tushuo Wenbingxue

主　　编：李赛美　林勇凯
出版发行：人民卫生出版社（中继线 010-59780011）
地　　址：北京市朝阳区潘家园南里 19 号
邮　　编：100021
E - mail：pmph @ pmph.com
购书热线：010-59787592　010-59787584　010-65264830
印　　刷：北京盛通印刷股份有限公司
经　　销：新华书店
开　　本：710×1000　1/16　印张：8.5
字　　数：139 千字
版　　次：2025 年 3 月第 1 版
印　　次：2025 年 4 月第 1 次印刷
标准书号：ISBN 978-7-117-37719-5
定　　价：56.00 元

打击盗版举报电话：010-59787491　E-mail: WQ @ pmph.com
质量问题联系电话：010-59787234　E-mail: zhiliang @ pmph.com
数字融合服务电话：4001118166　E-mail: zengzhi @ pmph.com

52检